TRAITÉ

SUR LE SIROP

LE

RÉGÉNÉRATEUR DU SANG,

Par M. DUPONT, Médecin,

ANCIEN CHIRURGIEN-MAJOR AUX ARMÉES FRANÇAISES.

Ce Traité contient le nom des végétaux dont les sucs composent le *Régénérateur du Sang*, spécialement préparé contre les Dartres et les Maladies qui ont pour principe un vice dartreux interne, et quelques Observations de l'auteur sur plusieurs de celles qui lui ont paru mériter le plus d'intérêt.

Il y traite de la Répercussion des Dartres ; de celle de la Gale ; du Scorbut ; des Glaires ; de la Gêne dans la Respiration ; du Retour d'Âge, ou Temps Critique des Femmes, etc.

IIIᵉ ÉDITION, REVUE ET AUGMENTÉE.

PRIX : { 2 *fr. pour Paris.*
{ 2 *fr.* 50 *cent. franc de port.*

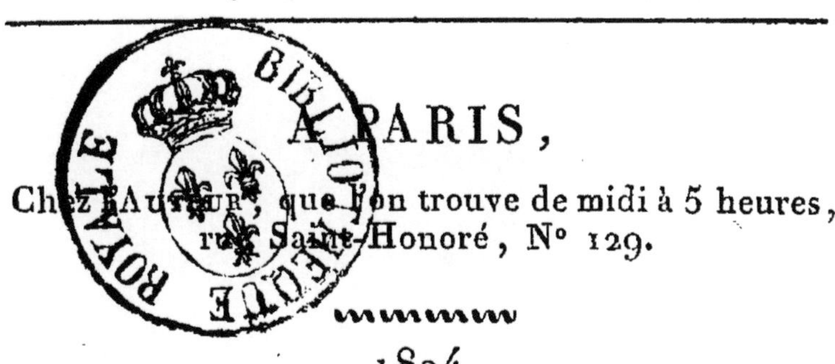

À PARIS,

Chez l'Auteur, que l'on trouve de midi à 5 heures, rue Saint-Honoré, N° 129.

1824.

Nota. Les lettres et l'argent doivent être affranchis.

Paris. Imprimerie de A. Bobée.

AVIS IMPORTANT.

CONTINUELLEMENT occupé de ce qui peut être utile à cette portion de mes semblables affligée de dartres avec ou sans signes apparens, je crus, pour mieux remplir l'objet de mes vues, devoir lui présenter le résultat de mes observations de plusieurs années sur ces maladies, par une première édition qui parut en 1819, où je ne craignis pas de faire connaître le nom des substances végétales qui composaient mon spécifique, et une seconde sous le titre de Traité sur le Sirop l'Ami du Sang, en février 1822, que j'augmentais de ma méthode dans le traitement de la siphilis.

Je croyais avoir rempli ma tâche envers la société, et j'étais loin de penser *que la connaissance du mode de traitement* de la maladie siphilitique, à l'aide de mon spécifique, fût un obstacle à ce que beaucoup de personnes atteintes de dartres ou de maladies appartenant au vice dartreux, en fissent usage, par la crainte qu'il ne contînt quelque addition mercurielle (1), ou qu'on ne les soupçonnât d'avoir une maladie vénérienne : aussi un très-grand nombre de personnes, tant de la capitale que des départemens, se privait du secours que leur offrait ce puissant dépuratif; celles qui,

---

(1) Extrait du rapport (31 mars 1823), de M. Baruel, préparateur chimiste de l'école de médecine, en vertu d'un réquisitoire de l'autorité, relatif à mon spécifique l'Ami du Sang, nom que je remplace par celui de *Régénérateur du Sang*.

Ce savant chimiste déclare que ce sirop contient *seulement* les substances indiquées par la recette (voyez fin du Traité), dont il reconnaît la présence de toutes ; il ajoute : « Ce sirop est essentiellement « pharmaceutique. »

Cette déclaration prouve assez que ce spécifique ne renferme aucune substance mercurielle. On sentira que s'il en eût été différemment, elle n'aurait pu échapper à l'analyse qu'en a faite ce chimiste distingué, investi de la confiance du gouvernement.

par la malignité de leurs maladies, étaient forcées de vaincre leur fausse honte et d'y recourir, prenaient, afin de se soustraire à la plaisanterie, toutes les précautions pour laisser ignorer qu'elles avaient recours à l'*Ami du Sang*.

Dans cet état de choses, j'ai dû faire (dans l'intérêt des personnes affligées de dartres ou de maladies dartreuses) un changement dans la composition de ce dépuratif, pour qu'il fût uniquement approprié aux dartres et aux maladies qui ont pour principe un vice dartreux (1).

---

(1) On me connaîtrait mal, et je verrais avec peine que l'on pût seulement me soupçonner d'avoir l'idée que les victimes d'un moment d'illusion et d'égarement, les malheureux enfin pour qui la Déesse des Amours a brûlé un encens trop souvent impur, ne méritent pas également l'intérêt des hommes de l'art ; j'ai seulement été conduit à cette restriction ou à ce changement, par la conviction que j'ai acquise que ces affections dartreuses de tous genres sont infiniment plus multipliées que celles siphilitiques, puisqu'elles attaquent indifféremment tous les individus, sans distinction d'âge, de sexe, de

Désormais il ne sera plus question, dans le cours de cet ouvrage, de la dénomination de l'*Ami du Sang*, mais bien, et seulement, de celle de Régénérateur du Sang, spécialement *anti-dartreux*.

---

tempérament, et quels que soient les habitudes, le régime et le pays que l'on habite.

DISCOURS PRÉLIMINAIRE.

La santé est la principale source du bonheur de l'homme, quels que soient sa position et le rang où le hasard et la fortune l'aient placé, et le climat qu'il habite; la négliger serait se rendre coupable envers la divine Providence, qui a mis sous nos yeux, et en quelque sorte dans nos mains, les moyens propres à la conserver et à la réparer. Aussi conçoit-on difficilement que l'on ait presque généralement oublié cette grande et importante vérité, malgré l'état de civilisation où nous sommes parvenus, et au moment où les sciences naturelles sont cultivées à l'envi et avec un grand succès, surtout depuis l'heureuse impulsion donnée par les Lavoisier, les Berthollet, les Pinel, les Bichat, etc. L'amour de la nouveauté, la manie ou l'espèce de fureur qui nous fait rechercher aveuglément et avec empressement ce qui vient de loin et qui nous est apporté à grands frais, l'envie de se distinguer, d'en imposer à la multitude, et surtout l'ignorance et la cupidité, ont pu seuls préconiser cette foule de médicamens décorés de noms plus ou moins bizarres et pompeux, dont le moindre défaut est souvent de n'être qu'une matière inerte, qui ne peut être prise qu'avec dégoût, fatiguer et surcharger l'estomac.

Celse, qui vivait il y a 1800 ans, nous apprend, au début de son immortel ouvrage, que les nations les moins civilisées et les plus barbares connaissaient les plantes et autres moyens à employer pour la guérison des maladies. Que dirait ce grand médecin, s'il nous voyait aller chercher au Brésil et aux Barbades, à travers mille dangers, le gaïac, que le charlatanisme ou un ridicule enthousiasme a encore nommé *bois saint;* au Japon et à la Chine, la squine et un grand nombre d'autres drogues, pour la plupart sans action ni propriétés réelles, tandis que, oubliant que la nature met partout le remède à côté du mal, nous foulons aux pieds des milliers de simples ou plantes dont l'efficacité ne saurait être contestée, et qui étant une fois mieux connues et surtout employées par des mains habiles, peuvent procurer des résultats extrêmement importans dans les maladies, même les plus désespérées?

Indépendamment des exemples que nous donnent les peuples sauvages de l'Afrique, de l'Amérique, des îles de la mer du Sud, etc., qui tous savent se traiter avec de simples plantes, n'avons-nous pas journellement sous les yeux ceux que nous offrent les animaux, à qui l'instinct seul suffit pour trouver également, dans le régime et l'emploi de certaines plantes, ce qui peut être utile à la guerison de leurs maux? Pourquoi l'homme, avec les brillantes facultés dont il est doué, sa raison et ses connaissances, ferait-il moins et ne trouverait-il pas dans les végétaux des moyens de guérison, surtout lorsqu'il a le bonheur d'habiter un pays aussi beau, aussi fertile et aussi tempéré que notre riche et belle France? Ces considérations m'ont déterminé à donner au public cette troisième édition, dans laquelle on verra, comme dans les précédentes, qu'après un travail assidu de quinze années et des expériences sans nombre, je suis parvenu par une combinaison de principes de plantes médicinales les plus simples, prises de préférence parmi les indigènes, à composer un spécifique, que j'ai nommé *Régénérateur du Sang*. Ce dépuratif jouit incontestablement de la propriété de combattre et détruire le vice herpétique (dartreux), par l'épuration des fluides essentiels à la vie. Beaucoup de volumineux écrits qui ont paru sur cette matière, ne nous offrent en résultat qu'une stérile abondance, au milieu de laquelle on chercherait en vain un remède propre à détruire cette hydre, ou si l'on veut cette affection qui, jusqu'à présent, a formé le véritable écueil de la médecine.

Je ne dirai point toutes les peines, tous les soins que m'ont coûté mes recherches et les sacrifices qu'il m'a fallu faire pour mes expériences, avant de pouvoir rendre mon spécifique public ; mais, mille difficultés n'ont pu me rebuter, et si le sentier que j'ai eu à parcourir était semé de dégoût et d'obstacles, j'en fus pleinement dédommagé par le plaisir inappréciable que ressent l'homme de l'art qui a atteint le plus désirable de tous les buts, celui de guérir avec certitude les affections qu'il s'est spécialement attaché à étudier et que la prévention ou une certaine paresse de l'esprit a trop souvent fait regarder comme incurables, même par des médecins fort estimables d'ailleurs, dont j'ai long-temps étudié et médité les ouvrages.

Je puis donc assurer que les dartres

ainsi que les maladies qui ont pour principe un vice dartreux, soit héréditaire
soit accidentel, ou qui dépendent de
la répercussion du vice herpétique ou
de celui de la gale, du scorbut, de
la surabondance des glaires, de la
gêne dans la respiration, de la première éruption menstruelle, du retour
d'âge ou temps critique des femmes, etc.;
je puis, dis-je, assurer que ces maladies sont traitées avec succès par le *Régénérateur du Sang*, qui est en outre un
vrai correctif des humeurs crues chez
les enfans cacochimes, et n'est pas pour
eux ce que sont presque tous les médicamens qu'ils ne prennent qu'avec dégoût, tandis que le *Régénérateur*, qui ne
peut dans aucun cas leur être funeste, est
pris par ces tendres et intéressantes
créatures, avec une sorte de plaisir. Par
l'emploi prolongé qu'ils en font, on
voit bientôt leurs chairs renaître, se raf-
fermir, leur gaîté revenir avec l'envie
et le besoin de jouer, en même temps

que leurs joues se couvrent de ce bel incarnat, que le corps et les membres reprennent leur moëlleux et leurs agréables contours.

Voulant conserver au Régénérateur sa réputation dépurative acquise dans des cas désespérés, par la dépuration des fluides essentiels à la vie et celle prophylactique (1).

Je crois devoir, dans l'intérêt de l'humanité, déclarer que son efficacité dépend non-seulement de la manière dont on le prescrit, comme on le remarquera dans mes Considérations Générales, mais encore de la quantité proportionnelle et de la qualité des végétaux destinés à fournir à ce dépuratif les sucs qui entrent dans sa confection. Ces végétaux, qui n'ont de propriétés réelles que pendant six semaines du printemps et de l'automne, doivent être employés dans l'état frais et récoltés de préférence dans

______

(1) Propriété de conserver la santé et de prévenir les maladies.

des lieux susceptibles de les fournir avec tous leurs principes actifs, principes qui ne peuvent se trouver dans ceux qu'on récolte dans un terrain trop nourricier et humide en même temps. Ces considérations et ces différences devront être connues du pharmacien qui voudrait confectionner le Régénérateur ; car, sans cette connaissance ainsi que celle de l'âge des plantes qui les fait varier dans leurs propriétés, ce spécifique, s'il n'était inerte, n'agirait que comme palliatif.

Cette vérité, connue d'un grand nombre de mes confrères, les déterminent fréquemment à prescrire mon spécifique préférablement à ceux qui ont paru antérieurement et depuis ; attendu qu'il n'est malheureusement que trop constant que la plupart de ceux-ci contiennent des substances minérales ou celles mercurielles, dont les conséquences de cette dernière surtout sont souvent plus funestes que le mal même.

Le dépuratif que je propose contre tant de maux peut être pris sans aucun danger , ainsi qu'on peut en juger par sa composition, qui se trouve à la fin de cet ouvrage. Sa préparation, sa prescription ne sont pas assez précisées , pour que le charlatanisme s'en empare ; le praticien seul pourra en faire l'application rationnelle. Cette réserve de ma part n'a d'autre but que de laisser cette arme puissante à la médecine, à laquelle il manquait un médicament dont l'emploi convînt à tous les cas d'affections dartreuses : car il faut convenir que, si quelques guérisons ont été obtenues par le secours de quelques anti-herpétiques, assez vulgairement mis en usage, combien est-il de ces affections qui ont résisté aux efforts des praticiens les plus expérimentés ?

Si, contre toute probabilité, le Régénérateur venait à échouer dans quelques cas, cela tiendrait sans doute à quelque complication de maux, qui demanderaient un traitement méthodique, ou, ce qui arrive souvent, à ce que les malades manqueraient de patience et de docilité : car, comme le dit Hypocrate, le père de la médecine, tout doit concourir à la guérison, et pour cela il faut que tout le monde fasse son devoir, depuis le médecin jusqu'au malade et ceux qui l'entourent.

J'entends déjà les détracteurs de toutes inventions, même les plus utiles et les plus précieuses, s'écrier qu'il ne valait pas la peine d'écrire, pour faire connaître un médicament composé de végétaux les plus usuels (1).

---

(1) L'empressement que MM. les Rédacteurs des journaux ont mis à annoncer cette troisième édition de mon ouvrage, répond assez à ces Zoïles, auxquels, je le déclare d'avance, je ne ferai aucune réplique, non plus qu'à toutes les critiques qu'on pourrait en faire.

Voyez le *Moniteur*, du 10 janvier 1824.
—— le *Journal des Débats*, du 5 id. id.
—— le *Courrier Français*, du 1er id. id.
—— la *Gazette de France*, du 5 id. id.
—— l'*Oriflamme*, du 2 id. id.
—— *L'Etoile*, du 31 décembre 1823.
—— *Le Drapeau Blanc*, du 9 janvier 1824.
—— la *Feuille d'Annonces du Constitutionnel*, du 7 id. id.

A cela je réponds que je n'ai pu, pour paraître neuf, forcer la nature à donner de nouvelles productions (1); d'ailleurs, on est généralement d'accord sur l'efficacité de celles que j'emploie; tous les auteurs qui ont écrit sur la matière médicale et thérapeutique, les placent toujours en première ligne, et en font le plus grand éloge. Les médecins les plus célèbres les ordonnent journellement; les gens du monde en ont une très-haute opinion, et y ont fréquemment recours, même sans ordonnances de médecin.

---

(1) Les lettres alphabétiques sont aussi bien connues; cependant elles ont fait de bons ouvrages, qui forment et nourrissent l'esprit. On pourrait m'objecter qu'il y en a aussi de mauvais; dans ce cas, ces lettres seraient employées par l'incapacité. Il en serait de même à l'égard des végétaux destinés à former le *Régénérateur*, qui, pour n'être composé que de substances bien connues, n'en jouit pas moins de la plus grande efficacité. Vouloir lui contester sa vertu éminemment dépurative, serait se refuser à l'évidence des faits les plus avérés.

Puisse, dans l'intérêt de l'humanité, le public ne pas confondre ce spécifique avec tant de compositions qui ont pour auteurs des hommes qui n'ont aucune idée ni connaissance de l'économie animale et par conséquent de la médecine, et qui contiennent ordinairement soit de l'opium, soit du mercure, soit des drastiques (purgatifs) violens qui souvent enflamment, corrodent et détruisent les meilleurs estomacs, alors même qu'ils ont procuré un soulagement momentané, telle que l'affreuse *drogue de M. Leroy*, dont notre sage gouvernement vient enfin de faire justice. En effet, c'est une grave erreur que l'opinion qui nous fait croire que la plupart des maladies sont occasionnées par des humeurs qu'il faut évacuer avec des purgatifs. La plus légère notion sur la physiologie, ou l'étude des fonctions de l'économie animale, nous apprend que ces humeurs, que le vulgaire regarde comme causes de maladies, n'en sont que des

effets, c'est-à-dire qu'elles indiquent ordinairement une excitation ou légère inflammation de la membrane muqueuse
gastrique et des organes biliaires, affection que la raison et la nature nous indiquent que l'on guérit par un sage régime
et surtout l'emploi d'un spécifique capa-
ble de modifier, de rétablir l'équilibre
dans les fonctions, de remédier à l'appauvrissement, à la dégénérescence des
liquides et surtout du chyle, du sang et
de la lymphe, de purifier ces trois fluides
qui forment l'unique base de tous nos
organes qu'ils entretiennent et réparent.

On conçoit de là toute l'importance
du Régénérateur dont la composition est,
comme je l'ai dit, combinée de telle sorte
que les principes mélangés et propor-
tionnés se donnent entre eux un secours
mutuel tellement actif, qu'aucune humeur morbifique la plus maligne ne peut
lui résister, ce qui fait que ce dépuratif
est propre à différentes espèces de maladies.

Nota bene. Parmi les personnes de province, qui ont eu recours à mon dépuratif, quelques-unes m'ont dit que plusieurs de leurs connaissances, atteintes de maladies plus ou moins graves, auraient désiré m'écrire pour me consulter, mais qu'elles avaient été retenues par la crainte de nuire à mes intérêts, en prenant une partie de mon temps, ou que mes occupations ne me permissent pas de leur répondre exactement.

D'après ces observations, j'ai voulu, pour satisfaire les personnes souffrantes, les prévenir qu'elles pourront recourir à mes conseils toutes les fois qu'elles le désireront ; qu'elles me trouveront toujours disposé et empressé à les faire profiter du fruit de ma longue expérience, et que la gratification, pour une Consultation, sera de 10 fr., par une rescription de la poste, qui devra être jointe à la Consultation ; le tout franc de port.

Cette rétribution n'est point exigible des personnes qui me feront la demande, soit du *Traité*, soit du *Régénérateur*.

CONSIDÉRATIONS

GÉNÉRALES

*Sur les Dartres et les Maladies Dartreuses,
et de l'action du Régénérateur sur les
fluides viciés.*

LES succès nombreux et constans que j'obtiens dans le traitement des dartres et des maladies qui ont pour principe un vice dartreux interne, par le Régénérateur du Sang, composé, ainsi que je l'ai dit dans mon discours préliminaire, de sucs de végétaux indigènes, pris dans la classe de ceux qui ont la propriété éminente d'épurer le sang, en même temps qu'ils augmentent l'action du système lymphatique, me déterminent à donner, de nouveau, toute publicité à ce spécifique, avec lequel je suis parvenu, à l'aide d'une pratique basée sur mon expérience, et appuyé des dires des plus grands médecins, où j'observais, à peu de chose près, l'uniformité de leur opinion avec la mienne.

J'ai cru, d'après ces succès et dans l'intérêt de l'humanité souffrante, devoir, ainsi que je l'ai fait dans les éditions précédentes, faire connaître également dans celle-ci, le nom des plantes dont les principes, extraits avec tous les soins imaginables, composent mon spécifique, qu'une longue expérience m'a démontré être propre à combattre, non-seulement l'humeur herpétique (dartréuse), mais encore une infinité d'autres affections générales et particulières, ainsi qu'on en pourra juger par le peu que je dirai dans la suite, les bornes que je me suis prescrites ne me permettant pas d'en dire plus, et ne voulant pas d'ailleurs qu'on puisse en rien me comparer à certains médecins qui, non contens de débiter des drogues funestes et surtout de violens et mortels purgatifs, qu'ils font payer très-cher, imposent encore aux trop crédules et malheureux individus qu'un funeste préjugé met à leur discrétion, l'obligation d'acheter de volumineuses brochures remplies d'absurdités et d'insignes mensonges.

Parmi les maladies dites humorales qui tiennent à un vice quelconque dans un ou plusieurs de nos liquides, et dont les symptômes sont si variés qu'ils peuvent tromper le praticien le plus éclairé, les vices dartreux, cancéreux, scrophuleux, scorbutique et rachitique, tiennent sans contredit le premier rang. Il est d'autant plus important de combattre et d'expulser entièrement ces vices ou virus, que leurs progrès et leurs ravages, pour être quelquefois lents et difficiles à apprécier, n'en sont que plus dangereux par le trouble qu'ils déterminent dans les fonctions des viscères, chargés d'élaborer et de sécréter les différens fluides, de la qualité desquels dépend le jeu libre et facile de ces fonctions et cet état de bien-être que l'on nomme la santé.

De laborieux et habiles praticiens, frappés des effets d'autant plus déplorables de ces virus, que nouveaux Protées, ils peuvent, étant méconnus, en imposer et se jouer de toute investigation, ont cherché, et trompés par excès de zèle, ou jugeant avec prévention ou trop de précipitation, ont annoncé avoir trouvé, les uns dans les minéraux, les autres dans les végétaux, surtout dans ceux qui appartiennent à la classe des exotiques, c'est-à-dire qui croissent dans des pays lointains, des spécifiques dont la réputation ne s'est que peu ou point justifiée et qui sont aujourd'hui presque généralement tombés dans l'oubli.

Loin d'être rebuté par les tentatives infructueuses de mes devanciers, encouragé, au contraire, par leur zèle louable, averti en même temps par leur expérience et la mienne, et ayant reconnu l'insuffisance et les inconvéniens des moyens curatifs offerts jusqu'ici comme certains, à cette portion de mes semblables, d'autant plus portée à la crédulité, qu'elle est souffrante; j'ajouterai que mu par les mêmes sentimens, animé du même désir, celui d'être utile à tant d'êtres languissans et dont la plupart est abandonnée à un état continuel de souffrance.

J'ai cherché, et plus heureux qu'eux, j'ai trouvé en quelque sorte à mes pieds dans les végétaux indigènes, les principes propres à composer *le Régénérateur du Sang;* médicament qui a une action prononcée sur les humeurs viciées qui occasionnent la plupart des affections chroniques, qui attaquent spécialement le système cutané (la peau) et les glandes. Les résultats constamment heureux que j'obtiens journellement font assez l'éloge de ce précieux moyen, qui ne saurait être remplacé par aucun de ceux connus. Il agit efficacement sur les organes de la digestion qu'il rend aptes à former un bon chyle; il purifie le sang, la lymphe et tous les autres fluides de l'économie

animale de toute acrimonie et humeur morbifique, et cela d'autant plus, que, liquide comme
ces deux fluides, il est porté par eux dans le
torrent de la circulation, au moyen de laquelle
il parvient dans les glandes et les viscères, et
jusques dans les parties les plus déliées, tels
que les vaisseaux lymphatiques, qui sont le
siége ordinaire du vice herpétique, etc. Ce spécifique ou plutôt le suc des plantes qui entrent
dans sa composition, pénétrant dans les organes
et les tissus, y dissipe les humeurs épanchées
ou en stagnation en les faisant passer par divers
émonctoires ; enfin rend les fonctions plus
faciles et libres et ramène le plus cher de tous
biens, *la santé*.

Ainsi que je l'ai annoncé, les dartres et les
maladies dartreuses sont celles qui ont fait et font
l'objet de mes recherches, non que je pense que
le vice dartreux, joue le plus grand rôle dans
notre économie, mais bien parce qu'il est le
premier que je suis parvenu à détruire avec un
tel succès, que je puis dire qu'aucune espèce
de dartres, la plus vive comme la plus invétérée, n'a pu résister aux étonnans effets
du Régénérateur, que j'ai cru long-temps ne
pouvoir être appliqué avec la même efficacité
à d'autres affections, lorsque la réflexion et des

essais toujours tentés avec prudence, m'ont
conduit à l'employer avec un égal succès,
contre toutes les maladies provenant ou de la
dépravation, ou de l'épaississement, ou enfin
de l'acrimonie des fluides essentiels à la vie.

Il a aussi la puissante propriété d'expulser le
mercure, minéral dont la présence dans nos
organes peut causer des accidens très-funestes.
Le Régénérateur a un effet très-prononcé
dans l'atshme toujours produit par la répercussion des maladies de peau, par des ulcères im-
prudemment desséchés, par un vice héréditaire
quelconque, etc. ; dans le scorbut, quelle qu'en
soit la cause, dans l'érysipèle qui se renouvelle
périodiquement et qui, souvent, n'est que le
prélude du développement de l'humeur dartreuse à l'extérieur, en ce qu'il tient à la présence de cette humeur morbifique, qu'il suffit
de détruire pour prévenir son retour (1).

____

(1) Il en sera de même pour toutes maladies pé
riodiques, toujours produites par un vice ou virus,
c'est-à-dire que ce vice étant extirpé, les symptômes
ne peuvent se renouveler, quoiqu'en dise un praticien qui a écrit sur les dartres, qu'il traite par des
moyens extérieurs. Il est dit dans son ouvrage,
qu'elles peuvent se reproduire par un mouvement
morbifique animal. Il cite à l'appui de ses dires le

Le Régénérateur est pris avec avantage dans certaines douleurs de l'estomac dont la violence, à cause du plexus nerveux, porte le trouble dans les fonctions des glandes et des viscères et occasionne des frissons et même des tremblemens, souvent des sueurs froides, etc. Dans les épuisemens occasionnés par une diarrhée prolongée, par des hémorrhagies, par les évacuations menstruelles excessives, par un travail de cabinet trop assidu, par les mauvais alimens, l'abus du coït, etc. ; il convient aux suppressions menstruelles, à la jaunisse, aux fleurs blanches, aux douleurs chroniques, à la toux opiniâtre, à l'extinction de voix, à la cé-

---

esquinancies, les érysipèles et autres : *Les catarrhes*, dit-il *n'attaquent-ils pas souvent aux mêmes saisons les personnes qui en ont déjà éprouvé des atteintes ?* S'il en était ainsi, le domaine de la médecine se trouverait dans un cercle bien étroit, puisqu'il n'aurait que des moyens palliatifs, au lieu de ceux curatifs.

Je n'entrerai pas, pour motiver ce que je viens de dire, dans une grande discussion, je me contenterai d'observer que lorsqu'une maladie se développe, soit à l'intérieur, soit à l'extérieur, elle est la preuve incontestable de l'existence d'un vice ou virus qu'il importe de détruire.

phalalgie (douleurs à la tête), aux maux d'o-
reilles qui viennent souvent de la présence de
l'humeur dartreuse sur leur membrane muqueuse.

Dussai-je passer pour médecin humoriste ou
galéniste, je soutiens que la cause de ces maladies, comme celle des cas généraux et parti-
culiers, est incontestablement due à l'état plus
ou moins vicié du sang et de la lymphe : les
effets du Régénérateur sur ces fluides ainsi
viciés, ne peuvent venir que de l'heureuse influence de son calorique, dont je vais bientôt
parler.

Trop souvent on croit avoir, par les moyens
usités, expulsé un virus, chassé une gale, extirpé
une humeur dartreuse, cancéreuse, scrophu-
leuse, etc., lorsqu'on n'a fait qu'en pallier les
symptômes extérieurs. Heureux si alors le vice
ou virus ne s'est pas porté sur un organe essentiel à la vie et n'y détermine pas un mal incurable ; ou ce qui est plus avantageux et qui
arrive souvent au moment où l'on s'y attend
le moins, ces symptômes reparaissent, mais
avec plus d'intensité que jamais. D'autres fois
il se fait sentir par des douleurs vagues, des
lassitudes spontanées dans les membres, des
douleurs à l'épigastre ou à l'estomac, par de mau-

vaises digestions , par une haleine , des crachats et un mucus d'une odeur fétide , par des taches brunes sur le corps , et quelquefois jaunes , par la dureté de l'ouïe , l'obstruction des viscères , surtout celle du foie , de la rate ; enfin par l'engorgement des glandes du cou , des aisselles , des aînes , des seins , etc. Pour faire cesser ou prévenir ces accidens et autres qui dénotent physiquement la présence d'une humeur pécante , viciant de plus en plus le sang et la lymphe , et par cela même imprimant à tous nos organes une fâcheuse influence qui pervertit et trouble cet accord , ce *consensus* , en un mot cette belle harmonie qui constitue un corps sain , jouissant de toute la plénitude de ses fonctions , pour faire cesser ou prévenir , dis-je , ces accidens , il suffit de recourir au Régénérateur du Sang.

On se demandera sans doute comment ce spécifique , dans sa simple composition , peut avoir autant d'influence sur l'économie animale ? C'est comme échauffant qu'il divise mécaniquement l'humeur morbifique du sang et de la lymphe , par l'action du calorique qu'il interpose d'autant plus facilement et sûrement , que liquide comme ces deux fluides , il est porté et charrié par eux dans les glandes et viscères.

Comme on ne peut disconvenir que les maladies et les phénomènes qui peuvent s'y rencontrer, n'aient pour cause l'appauvrissement du sang ou de la lymphe, causé par la présence d'un vice ou virus, il est donc indispensable pour obtenir le retour à la santé, qui n'est que l'heureux état de toutes les fonctions et sécrétions bien faites, d'extirper ce vice ou virus; mais, comment parvenir à le séparer de ces fluides, avec lesquels il est en contact et quel agent à employer pour opérer cette division? Il n'y a que le calorique combiné, de végétaux, renfermant la dose utile de fluide de chaleur qui puisse y parvenir.

Le Régénérateur contient essentiellement ce principe à un degré qui en explique tout le mécanisme. Mais par cela seul qu'il renferme cette matière de chaleur, principe igné, on ne saurait en conclure qu'on peut l'employer indifféremment et aveuglément sans consulter son inventeur ou au moins un praticien éclairé, devant avoir égard au tempérament, à l'âge et surtout à l'ancienneté des accidens très-variés. Sans cette précaution il deviendrait inerte ou n'agirait que comme palliatif. On sentira par ce raisonnement qu'il ne suffit pas d'avoir un spécifique dont l'efficacité soit incontestable, il faut encore con-

naître, comme le dit fort bien M. Daignan, le
genre de maladies, leurs caractères, leurs causes,
leurs signes, leurs symptômes, la différence des
climats, le tempérament des personnes qu'elles
affligent, leurs forces, leur état, leur façon de
vivre, leurs habitudes, leur bonne ou mauvaise
constitution, les maux qu'elles ont essuyés, etc.
On voit par là que le résultat avantageux de ce
spécifique dépend de la sagacité et du discerne-
ment du praticien.

Ces circonstances et bien d'autres que l'on
ne doit pas négliger, sont la base du traitement
des maladies ; c'est dans ce sens qu'il est bon
autant que possible de recourir à son inventeur,
familiarisé avec l'action du Régénérateur. Il ne
s'ensuit pas de là que ses effets puissent être
dangereux, car, dans le cas, où pris dans
l'eau, il produirait trop de chaleur, il suffirait
de le prendre pendant quelques jours dans une
boisson rafraîchissante.

En rendant publique la composition de ce
puissant dépuratif, j'étais bien persuadé qu'il
serait manipulé et administré sans moi, pour les
maladies énoncées dans cet opuscule; mais, je
n'ai pas crains de voir diminuer la confiance
due à celui que deux fois par an, pendant six se-

maines du printemps et autant de l'automne, je fais manipuler sous mes yeux, par un pharmacien dont l'habileté et l'intelligence sont reconnues (1).

Comme l'on fera toujours une différence de celui-ci avec celui qui le serait par une main inaccoutumée à sa manipulation, qui exige une expérience pratique, laquelle ne peut s'acquérir que par un certain laps de temps, et une connaissance approfondie des végétaux, ainsi que des lieux, du temps où l'on doit les cueillir : de ces connaissances dépendent toutes ses

---

(1) Voulant éviter toutes méprises qui pourraient être nuisibles aux malades et à la réputation de ce puissant dépuratif , je préviens que les bouteilles qui le contiennent sont revêtues de mon cachet, incrusté dans le verre, portant un *D* entouré d'un serpent, et d'une étiquette portant ma signature à l'aide d'une griffe.

Les personnes qui auront fait usage du *Régénérateur*, feront bien de ne point vendre les bouteilles ; sans cette précaution, elles pourraient être remplies d'un sirop qui ne serait pas le mien ; je les reprends pour 25 cent.

Chaque envoi dans les départemens ou à l'étranger , sera accompagné de l'instruction nécessaire au malade.

L'emballage ou encaissement sera franco.

propriétés, comme il est dit dans ma préface.

Malgré l'importance et la vérité de ces considérations, il pourrait arriver que la parcimonie et une économie mal placées déterminassent quelques personnes à le prendre chez les pharmaciens, parmi lesquels il en est qui, pour des motifs que l'on ignore, le vendraient moins de dix francs la bouteille contenant dix-huit onces ou trente cuillerées à bouche, il est de mon devoir de prévenir que le Régénérateur privé, en tout ou en partie, de ses principes actifs, n'aurait plus que la vertu palliative au lieu de celle curative.

Il est des inventeurs ou propriétaires de spécifiques qui se plaignent de la prévention qu'ont quelques médecins; ils vont jusqu'à-dire qu'ils craignent qu'un autre ait la gloire de guérir des maladies contre lesquelles ont échoué tous les moyens qu'ils ont employés. Leurs murmures me paraissent mal fondés; la vérité est que bon nombre de praticiens impartiaux, ayant de vastes connaissances, tant de la capitale que des départemens, s'empressent à conseiller ce dépuratif, le regardant comme une arme puissante contre toutes humeurs morbifiques. Cette conduite bien naturelle de la part des médecins prouve assez leur dé-

sintéressement et détruit toutes malignes assertions. Ils le prescrivent aussi, à toutes époques
de l'année, comme jus d'herbes ; celui-ci n'ayant
d'efficacité réelle que pendant six semaines du
printemps et autant de l'automne, tandis que
le *Régénérateur* qui, je le répète, n'a rien
de répugnant, pas même pour les enfans,
peut être pris avec avantage à toutes les époques de l'année ; mais, comme jus d'herbes, à
plus petites doses que pour les maladies humorales (1).

Je pourrais appuyer mes dires sur l'efficacité du Régénérateur, de ma nombreuse correspondance ; mais je me contenterai d'en
extraire six lettres : ce nombre, je pense,
joint à quelques observations particulières, sera
suffisant, pour convaincre de la véracité de
mes allégations.

---

(1) On peut en faire usage en toutes saisons ; mais
pour les maladies qui nécessitent un long traitement, et qui ont résisté à divers moyens, on doit
commencer à le prendre au 1er mars ou au 1er septembre. En en faisant aussi usage, particulièrement
à ces époques, il préviendra (agissant comme pro-
philactique), bien des maladies, telles qu'hydropisie, fièvre maligne, apoplexie, érysipèle, et
autres non moins fâcheuses.

Il est fâcheux, non-seulement pour les personnes souffrantes, mais encore pour moi, qu'une fausse honte, de la part de celles qui m'ont honoré de leur confiance, m'enlève la satisfaction de pouvoir citer les auteurs de ces lettres, bien faits, par l'estime dont ils jouissent et le rang qu'ils tiennent dans la société, pour ôter toute idée de compérage.

Les soins que j'ai pris pour éviter que personne ne soit reconnu dans l'extraction de ma correspondance, me mettront, je pense, hors de tous reproches.

Je borne ici les Considérations Préliminaires que je devais d'abord présenter d'après mes travaux, mes méditations et une longue expérience sur toutes les maladies qui ont pour cause un vice dartreux, desquelles j'ai fait une étude spéciale, persuadé que tous ceux qui ont obtenu les plus grands succès en médecine et acquis des droits réels à la reconnaissance des hommes, s'étaient aussi principalement consacrés à étudier et traiter certaines maladies. En cela, je suis d'accord avec Bertrand de la Gresie et autres, qui disent que chaque praticien devrait fixer son attention sur un genre de maladies quelconque, ainsi que le font si avantageusement les médecins de quelques nations voisines (1).

Toutefois avant de terminer ces Considérations, je réclamerai l'indulgence du lecteur bénévole en faveur du motif qui m'a fait écrire, persuadé qu'il est, qu'en médecine il vaut mieux être utile que de plaire.

Dés causes générales et particulières des dartres.

Sans vouloir rien dire de l'étymologie des différens noms qu'on a donnés aux maladies qui m'occupent, je remarquerai en passant que le mot dartre, vient de celui grec *dartos*, qui signifie *écorché*. Mon but n'étant pas de faire de l'érudition, mais de guérir et de faire connaître le moyen simple et facile à employer dans ces maladies malheureusement trop communes, je passerai d'abord à l'exposition de leurs

---

(1) Il eût été impossible à Zimmerman, médecin italien, qui a si bien traité de la dyssenterie, d'écrire ainsi sur toutes les maladies qui règnent dans son pays.

causes. Elles sont générales et particulières.
Les premières tiennent à l'hérédité ; souvent
celles-ci ne se développent qu'à un certain âge,
attendu que dans la jeunesse le sang a une dou-
ceur avantageuse à tout notre être. Le vice herpétique est apporté en naissant, comme celui
scorbutique, scrophuleux, etc. Il n'est pas rare
dans une nombreuse famille, de voir plusieurs
de ses membres hériter du vice ou virus de
leurs père et mère, tandis que les autres en
sont exempts en apparence. Je dis en apparence
parce que les enfans de ces derniers sont souvent assujétis à de fâcheuses affections, sans
cause récente. Je conclus de là que le sang de
ceux de ses membres exempts en apparence,
ne l'a pas été entièrement, mais le virus, trop
faible pour se développer, il lui a fallu un long
intervalle pour être transmissible, ce qui fait
que ceux-ci n'en ont éprouvé aucune indispo-
sition sensible, mais seulement leurs enfans.

Ces dartres sont entretenues par des humeurs
dont l'âcreté est formée de sels acides, tartareux, alkalis, etc., qui abondent en principes.
Ils causent l'épaississement de la lymphe qui
séjourne dans les follicules muqueux du système cutané (la peau), disposition qui vient

souvent de la surabondance et de la dégénération de la bile , une des causes de l'engorgement des glandes lymphatiques, thorachiques, abdominales et inguinales , d'autant plus que cet engorgement est souvent simultané ou alternatif avec les éruptions dartreuses.

Les causes particulières ou accidentelles sont infiniment plus nombreuses. Celles qui tiennent sans contredit le premier rang , sont la gale mal guérie, la siphilis , dont les symptômes ont été négligés ou répercutés , le vice scrophuleux et autres , le travail trop assidu de cabinet (1), le temps critique des femmes, la suppression accidentelle des menstrues (règles), celle d'anciens exutoires, tels que vésicatoires, cautères, etc. ; la malpropreté , l'abus des boissons fermentées et des alimens épicés , les affections morales, la cessation d'une transpiration habituelle , comme celle des pieds , les hémorrhoïdes supprimées , la goutte, le rhumatisme , etc. ; tous ces cas et beaucoup d'au-

---

(1) Je puis avancer , sans crainte d'être démenti, que cette cause est une des plus communes parmi les hommes de cabinet, dont la plupart s'y séquestrent une grande partie de la nuit.

tres sont autant de causes prédisposantes des dartres.

Elles naissent encore après de longues maladies, et enfin de tout ce qui est susceptible d'appauvrir le sang et la lymphe.

Les auteurs, même les moins humoristes, partagent cette opinion, qui est qu'en général, le principe ou virus herpétique (dartreux) réside dans le système lymphatique.

Des dartres ont beaucoup plus d'intensité chez un sujet d'un âge avancé : cela dépend, sans doute, du desséchement de la peau, d'où résulte une suppression ou une grande diminution de la transpiration, parce qu'à cette époque de la vie, le sang et la lymphe sont pour ainsi dire privés des parties douces et balsamiques.

Les enfans même ne sont pas exempts de ces maladies. Souvent on remarque sur les nouveaux-nés, immédiatement après leur naissance ou quelques jours après, une irruption assez forte pour que l'œil vigilant du praticien ne puisse s'y méprendre. La teigne que les enfans ont à la tête, au visage avant d'être sevrés et au corps chevelu après, est encore la preuve de l'existence d'une humeur dartreuse ou au moins d'une action prédisposante.

Des Dartres.

Les dartres dont le caractère ordinaire est de s'étendre en rampant sur quelqu'unes des parties de l'habitude du corps, en espèce de phlegmasies cutanées, très-souvent chroniques, sont une réunion de petites pustules nommées prurigineuses ; tantôt elles attaquent la tête, le visage, et les mains ; tantôt les parties génitales des deux sexes ; tantôt elles se portent derrière les oreilles, plus communément aux coudes et aux avant-bras ; la gorge n'est pas épargnée, aucune parties du corps n'est respectée, et quelquefois elles entreprennent toute sa surface en même temps.

Les auteurs qui en traitent ne sont pas d'accord sur le nombre de leurs espèces. Le célèbre Astruc, qui a écrit si savamment sur cette maladie, en reconnaît huit ; M. Alibert sept ; M. Pinel cinq ; d'autres quatre. Il y en a qui ne font mention que de trois. Je les réduirai à quatre espèces, dont je vais faire une description succincte.

Je ne parlerai pas de tous les noms adoptés

pour les désigner, mon but n'étant que de guérir une maladie malheureusement trop et plus répandue qu'on ne se l'imagine.

Le principe de cette maladie existe quelquefois long-temps dans les humeurs, et ne se porte au tissu de la peau que par une secousse quelconque, particulièrement à l'abord du printemps et à celui de l'automne ; du printemps à cause des premières chaleurs de cette saison qui agissent sur le sang et la lymphe épaissis par la nourriture plus abondante en hiver et la suppression de la transpiration pendant cette saison ; en automne par rapport aux humeurs, qui, épaissies par des sueurs fortes et presque continuelles durant l'été, se trouvent plus gênées et plus embarrassées , dès que les premiers froids se sont fait sentir.

Leur caractère est de se développer sur différentes parties de l'habitude du corps en genre d'inflammation cutanée avec chaleur. Les dartres sont presque toujours chroniques, de forme variables et se composent d'un assemblage de petits boutons rougeâtres , d'où il sort une humeur séreuse et âcre qui se change en écailles furfuracées, ou en escharres (croûtes) qui varient dans leur épaisseur et leur coulenr : bien-

2*

tôt ce sont des phlyctènes, tantôt de petites tumeurs pustuleuses ou des ulcérations, ou enfin, des plaques rouges, quelquefois avec inflammation.

J'ai dit que je réduirais les dartres à quatre espèces : la volante, la miliaire, la farineuse et la rongeante.

La première espèce présente à l'œil une division de petites pustules qui suppurent peu de temps et sèchent facilement ; elle occupe souvent le visage, son prurit (démangeaison) est de peu de durée, et les exfoliations de l'épiderme en sont légères. On parvient facilement à la faire disparaître ; mais, dans le cas où l'on aurait employé des moyens répercussifs (ce qui n'est point rare), il ne pourrait y avoir que transposition de l'humeur dartreuse d'une partie à une autre, la cause n'étant pas détruite.

On remarque dans la seconde (la miliaire) de petites pustules très-rapprochées, formant de larges plaques, soit sur les cuisses, soit sur la poitrine, soit aux aînes, soit aux reins, soit enfin aux parties génitales des deux sexes, et particulièrement aux avant-bras : elle cause de fortes démangeaisons, d'où découle, après s'être gratté, une humeur séreuse ; elle est presque toujours, comme je l'ai dit, couverte superficiellement de croûtes qui varient dans leur couleur comme dans leur épaisseur, de là vient qu'on lui a donné le nom de croûteuse.

Celle-ci, comme la première, cède assez facilement, ce qui est beaucoup plus fâcheux qu'avantageux; je dis fâcheux parce qu'il est toujours dangereux de voir disparaître les symptômes, sans que le vice ait été détruit

La troisième, qui est la fariueuse, se distingue pas des pustules rongeantes qui, quoique presqu'imperceptibles, donnent une humeur d'où s'exhale une odeur fétide et qui laisse apercevoir des taches brunes ou rouges, sur lesquelles se forme une espèce de farine écailleuse et blanchâtre. Elle diffère peu de la miliaire, si ce n'est qu'on remarque dans celle-ci des croûtes aussi sèches que les écailles.

Il n'en est pas des symptômes de cette espèce comme de ceux des deux précédentes; ils sont très-opiniâtres et font même échouer les répercussifs; contrariétés plus avantageuses aux malades qu'ils ne peuvent se l'imaginer, car il est reconnu que les dartres ne sont jamais dangereuses, tant qu'elles ont pour siége le tissu cutané.

La quatrième est la rongeante (*dartre vive*), ainsi nommée par rapport aux ulcérations qu'elle cause. Celle-ci excite une forte démangeaison et cuisson ; elle est recouverte de croûtes humides qui tombent aisément en laissant à la peau des impressions d'où s'échappe une sanie brûlante ; il s'y élève des efflorescences rougeâtres et enflammées, dont la cause se trouve dans le gonflement du tissu cutané et qui se termine pour l'ordinaire, après un long espace de temps, par l'exfoliation de l'épiderme.

Cette dartre que beaucoup de praticiens regardent comme indomptable, attaque souvent la peau, ronge les muscles, ainsi que les cartilages et pénètre quelquefois jusqu'aux parties osseuses. La malignité de cette dartre appartient presque toujours à un virus siphilitique, ou scorbutique, ou scrophuleux, qui la reud rebelle et fait échouer tous les remèdes connus jusqu'à ce jour.

Au Régénérateur seul était réservé le pouvoir de combattre et de détruire ce redoutable virus, en le poursuivant jusques dans ses derniers retranchemens.

Il est une maladie à laquelle sont particulièrement sujets les vieillards et les bilieux. Son
signe est une très-forte démangeaison sur
toute l'habitude du corps, principalement la
nuit. On pourrait regarder cette maladie comme
une cinquième espèce de dartres, d'autant plus
judicieusement que ce prurit est presque la
preuve de l'existence du vice dartreux (1). Dans
ce cas on apperçoit quelquefois sur la peau, de
bien petites pustules qui donnent peu ou point
de sérosité.

Des moyens employés dans le traitement des Dartres.

Parmi les médecins même les plus célèbres,
plusieurs regardent les dartres comme incurables,

---

(1) Elle pourrait aussi appartenir à la transpiration supprimée ; accident fréquent chez les personnes
âgées et celles qui ont la peau sèche et aride. Ces
personnes entretiendront cette évacuation (dont
l'interruption donne naissance à une infinité de
maladies), en prenant tous les jours, pendant l'hiver,
le matin ou le soir, ou même dans la journée, deux
cuillerées à bouche du *Régénérateur*, délayées dans
un demi-verre d'eau tiède ou froide.

d'autres comme très-difficiles à guérir : il en est qui vont jusqu'à dire que c'est une crise favorable. Je ne sais comment ceux-ci l'entendent : sans doute que leur opinion est que cette éruption est un moyen dépuratoire ou qu'ils ont la crainte d'opérer le transport de cette humeur sur quelque viscère ; dans ce dernier cas je partage cette opinion.

J'ai dit que des médecins regardaient la cure des dartres comme une des plus difficiles : cette vérité, loin de me rebuter, a au contraire excité mon émulation. J'ai étudié et médité avec soin, ainsi que je l'ai dit, les meilleurs ouvrages qui ont paru sur ces maladies, et la justice veut que je convienne que c'est à eux, en grande partie, à qui je dois la connaissance de ces maladies et l'heureux résultat de la composition du Régénérateur, qui, à tous égards, méritera toujours la préférence sur les moyens que beaucoup de praticiens emploient journellement.

Les uns prescrivent des purgatifs actifs, à des distances très-rapprochées, en même temps des sudorifiques, des apéritifs et des bains très-chauds : les autres de légers purgatifs, les amers, tels que la patience, la douce-amère préconisée par Bertrand de la Gresie, la fumeterre; ceux-ci ont encore recours aux fondans, au petit-lait, aux eaux minérales, soit thermales, soit acidulées, soit enfin ferrugineuses : il en est d'autres qui joignent à quelques-uns des moyens ci-dessus, les topiques, tels que la dissolution du sel de Saturne ou la pommade avec le précipité blanc ; la pulpe de la racine de patience est quelquefois employée, le soufre, sous différentes formes, et assez communément le sublimé ou autre corrosif en solution par friction : il en est enfin qui se contentent d'ordonner un exutoire, tel que vésicatoire, cautère, séton, et le suc d'herbes pendant le printemps, et dans l'espoir de diminuer le prurit (démangeaison), ils prescrivent des boissons rafraîchissantes et beaucoup de bains tièdes.

J'observerai avant de terminer cet article, que parmi ces moyens il en est qu'on ne peut employer sans danger, et que les autres ne peuvent agir que comme palliatifs et non comme curatifs.

Je voudrais pouvoir préciser exactement la dose du Régénérateur, mais elle dépend, comme je l'ai dit dans mes Considérations Générales, de la cause, de l'origine, de la nature

de la maladie et de l'idiosincrasie du sujet.
En général je le fais prendre aux adultes, par
quatre cuillerées à bouche tous les jours, quelquefois deux un jour et quatre l'autre. Dans
certaines circonstances maladives et comme jus
d'herbes, je n'en prescris que deux cuillerées
chaque jour. Son véhicule est l'eau ou une tisane
appropriée aux symptômes.

---

*Des Maladies que peut causer la présence
de l'humeur dartreuse dont le principe
appartient à l'hérédité, ou à une cause
accidentelle, ou à la répercussion.*

L'humeur dartreuse à l'intérieur quelle qu'en
soit la cause, en se fixant sur les viscères,
donne naissance aux maladies les plus graves.

Cette humeur, en se portant à la tête peut
causer l'apoplexie, la paralysie, la surdité, des
douleurs lancinantes, des éblouissemens, etc.;
les douleurs aux dents et leur chûte appartiennent souvent à cette humeur corrosive.

Quand elle se porte à la gorge, elle occasionne souvent le rétrécissement de la trachée-

artère et peut être prise pour une esquinancie.
Le pharynx et le larynx peuvent en être affectés
ainsi que toute la gorge.

L'humeur dartreuse peut aussi se porter à la
poitrine et donner lieu à diverses affections ca-
tarrhales , aux fluxions de poitrine , à la pleu-
résie, à l'asthme, à l'hydropisie de poitrine , et
à celle du péricarde ou à l'inflammation de la
membrane , etc. Par son séjour prolongé dans
le poumon , cette humeur se coagule dans les
bronches et cause une toux vive , qui provoque l'expectoration d'une humeur calcinée et
quelquefois sanguinolente , accident fréquent
en hiver aux personnes âgées, dont les pores
sont resserrés, la peau desséchée , autant de
causes qui interceptent la transpiration et occasionnent la rétrocession des humeurs et surtout du principe dartreux sur les poumons, d'où
résulte fréquemment l'asthme.

Lorsque cette humeur se fixe sur l'estomac , elle occasionne un grand nombre d'accidens , tels que , trouble dans la digestion , douleurs aiguës , chaleur excessive ,
des vomissemens qui souvent, sont l'indice
de la présence de l'humeur dartreuse sur ce
viscère ; elle peut encore se porter dans le

canal intestinal , ainsi qu'on l'a remarqué par la dissection.

Le foie n'en est pas exempt : elle y forme un empâtement qui donne naissance à l'obstruction, à la jaunisse , au squirrhe. La rate, par la même cause , s'engorge, s'endurcit , et le malade devient triste et mélancolique. La malignité de cette humeur exerce encore aux reins ses terribles effets , en y formant des calculs (pierres), qui charriées par les artères dans la vessie , causent des déchiremens aux parois de ce viscère, d'où résulte une urine sanguinolente et purulente.

On voit, par ce qui vient d'être dit, que ce virus , comme beaucoup d'autres , ne respecte aucun de nos viscères , aucun de nos tissus. On en conçoit facilement le motif , en ce qu'il réside essentiellement dans les vaisseaux lymphatiques qui lui servent de conducteurs , et qui, en raison de leur structure grêle , pénètrent les parties les plus déliées de notre frêle machine.

Le nombre de maladies plus ou moins graves qu'il fait naître est si grand , qu'il serait trop long de les rapporter.

J'ajouterai cependant à celles dont il vient d'être fait mention , l'érysipèle, l'incontinence d'urine , les palpitations du cœur , les pertes , les glaires, les aphtes , les engorgemens sanguins et lymphatiques , les hémorragies , les enroue-mens , le collement des paupières, fleurs blanches, etc. , etc.

De la Gale et de sa répercussion.

La gale est une espèce de phlegmasie qui se fait sentir de préférence aux poignets , entre les doigts et aux jarrets , et rend , par des pustules sensibles à l'œil , la peau inégale. Personne n'ignore qu'elle occasionne un fort prurit (démangeaison) et qu'elle se communique , si je puis me servir de cette expression , comme par enchantement. Dès son apparition , il est très-difficile de la reconnaître , l'on peut, au premier abord , la prendre pour une échauboulure ; cependant cette démangeaison insupportable qui accompagne les pustules , renfermant dans leur sommet une sérosité limpide et purulente, ne permet guère de s'y méprendre.

Il y a deux espèces de gales ; elles diffèrent par le volume des pustules, l'une est la grosse, et l'autre est nommée miliaire ou canine : la démangeaison de celle-ci est plus forte que celle qu'occasionne la première.

La grosse se distingue par une croûte qui tombe par petites parcelles. La miliaire rend peu ou point de sanie : elle serait toujours sèche si l'extrême démangeaison ne forçait à se gratter.

Cette maladie, qui, en général, se communique par le contact, peut appartenir à une cause interne, telle qu'à la vérole, au scorbut, etc. Un asile humide et la malpropreté peuvent aussi lui donner naissance. Dans ces derniers cas, elle cède facilement aux remèdes, surtout chez les jeunes gens. Celle qui vient d'une cause interne et invétérée est plus tenace ; dans ce cas, si elle est subitement répercutée , elle occasionne de grands désordres.

Cette répercussion est malheureusement trop fréquente, parce qu'en général la gale n'est pas regardée comme une maladie fâcheuse ; les guérisseurs par excellence, se disant médecins, parmi lesquels on peut comprendre un grand nombre d'herboristes et autres, ces guérisseurs, dis-je, n'emploient que les topiques, sans y préparer le malade, ne s'occupant jamais de la cause qui l'a produit; aussi en résulte-t-il des accidens très-fâcheux, causés par le transport de cette humeur psorique sur quelque viscère ou autres parties de l'habitude du corps.

Les accidens que peut produire cette métastase (transport) sont les rhumatismes aigus, les affections nerveuses, les étouffemens , les palpitations de cœur, les ophthalmies ou inflammations des yeux, l'aphonie ou perte de la voix, les calculs dans la vessie urinaire, et comme dans les dartres, l'obstruction au foie, à la rate et aux autres viscères du bas-ventre.

Cette humeur peut encore donner naissance aux fluxions de poitrine, aux douleurs d'estomac, aux fièvres putrides , etc.

On voit par tout ce qui vient d'être dit que le vice psorique répercuté est aussi funeste que celui herpétique, et qu'il exige non-seulement l'usage prolongé du *Régénérateur*, dont la vertu dépurative est au-dessus de tout éloge , pour une infinité de maladies communes aux deux sexes , mais encore toute la sagacité d'un praticien, qui ne se trouve que parmi ceux qui ont fait une étude particulière de ces maladies, et appuyée d'une expérience réfléchie , attendu que la dose de ce dépuratif dépend de maintes circonstances , que le médecin instruit peut seul apprécier.

Sentiment de l'auteur sur la non contagion des Dartres.

Beaucoup de personnes, je ne sais trop pourquoi, craignent qu'on sache qu'elles sont affectées de cette maladie ; cette crainte ne peut venir que de l'idée qu'elles ont, que cette affection peut être communiquée par le contact, ou que la connaissance qu'on en aurait leur soit préjudiciable.

Je puis, quant à la contagion, affirmer qu'elles sont dans une erreur complète, mais bien excusable, n'étant pas, ainsi que le sont les médecins, obligés, dans l'intérêt de l'humanité, de faire des remarques qui, d'ailleurs, n'appartiennent qu'à la médecine.

Je vais chercher à dissuader les premiers et combattre ceux des médecins qui sont pour la contagion, non par des mots, mais par des faits qu'ils reconnaîtront s'ils veulent s'en donner la peine. Je n'aurai pas pour cela besoin de recourir à de nombreuses citations. Je dirai seulement, que depuis nombre d'années, j'ai journellement sous les yeux des époux dont l'un deux attaqué de dartres aux parties géni-

tales, ne s'abstiennent pas pour cela du coït,
acte dans lequel les parties s'échauffent par le
contact mutuel, quelquefois prolongé. J'en appelle à ceux-ci, dont l'un d'eux a les parties
sexuelles affectées de dartres, pour qu'ils disent
s'ils ont communiqué cette affection éruptive à
celui ou celle qui partage la couche nuptiale.

Je cite les parties génitales, comme étant les
plus susceptibles de s'échauffer par le contact ;
on sentira facilement que les dartres qui y ont
leur siège et qui ordinairement donnent une
sérosité ou une humeur sanieuse, peuvent plutôt
se communiquer que celles de toute autre partie
du corps.

Cette allégation quoique suffisante, ne m'em-
pêchera pas de mettre sous les yeux du lecteur
une seconde citation non moins intéressante.

J'ai très-souvent remarqué un écoulement
sur différentes personnes des deux sexes,
chez l'homme par le canal de l'urètre et par le
vagin chez la femme : celles-ci communément
le regardent comme appartenant aux fleurs
blanches. Elles ont en quelque sorte raison,
mais ce qu'elles ignorent, c'est que les fleurs
blanches ont toujours pour principe essentiel
un vice quelconque, particulièrement celui

dartreux, ou celui scorbutique , ou scrophuleux , ou même cancéreux.

Chez l'homme cet écoulement est presque
toujours peu abondant; il tache faiblement le
linge , sur lequel on distingue une teinte jaunâtre,
quelquefois luisante, et ne cause aucun sentiment de douleur. Beaucoup, dans cette situation , s'éloignent de leur épouse par une crainte
bien louable, celle de leur enlever le bonheur
de la vie , *la santé*. Il en est de moins prudens,
qui ne s'abstiennent point de satisfaire à leur
passion brutale , et cependant leurs épouses
n'ont pas lieu de s'en plaindre (1).

Cet écoulement chez l'homme est souvent
pris par quelques médecins pour une gonorrhée,
surtout quand le malade va consulter dans le
temps où il est très-échauffé, soit pour être sorti
du régime qu'exige cet accident, soit par un
voyage de plusieurs jours , soit encore après
avoir passé des nuits dans le travail ou les plaisirs , soit, enfin, par tout ce qui est susceptible

------

(1) On doit surtout bien prendre garde de confondre cet écoulement, avec celui qu'aurait un homme à la suite d'une gonorrhée virulente, qui aurait
été négligée ou mal guérie : cette erreur serait on ne
peut pas plus funeste.

de causer un fort échauffement, parce qu'alors il éprouve dans le canal de l'urètre une chaleur ou une cuisson, et que l'écoulement est plus abondant. Dans ces cas, le médecin non familiarisé avec l'écoulement gonorrhéique , peut prendre celui dont je parle pour appartenir au vice siphilitique, méprise (1) que M. Cullerier, chirurgien en chef de l'hospice des vénériens, ne fera jamais, attendu ses connaissances approfondies sur les maladies siphilitiques.

Le cas où l'humeur dartreuse est contagieuse , est celui où la femme devient enceinte d'un homme qui est dartreux ; alors seulement le mélange du principe vital au moment de la fécondation, lui transmet celui herpétique qui, bientôt après les couches, se fait sentir avec plus ou moins de malignité à laquelle elle a participé, comme on le verra dans ma quatrième observation de pratique.

Du Scorbut.

Ce vice délétère contre lequel j'ai toujours

---

(1) Cette méprise serait d'autant plus malheureuse, qu'un époux qui n'aurait point oublié ee qu'il doit à sa vertueuse épouse , pourrait être assez injuste pour la soupçonner d'infidélité.

employé mon dépuratif avec le plus grand succès, est très-souvent une suite de la siphilis. Ses ravages, quand on le néglige, ne s'en font sentir d'une manière ni moins variée ni moins cruelle, comme on va le voir par l'exposé de quelques-uns de ses symptômes.

Le scorbut est une espèce de cachexie (1) putride, épidémique, commune à quelques pays septentrionaux ; les lieux bas et humides n'en sont pas exempts. On sait que cette maladie attaque particulièrement les marins ; les

____

(1) Comme je n'écris pas pour mes confrères, je pense qu'il ne peut qu'être agréable aux lecteurs de savoir ce qu'est la cachexie.

Elle est l'état dans lequel toute l'habitude du corps est évidemment altérée. La cachexie pourrait être regardée comme une maladie particulière ; on la reconnaît par une pâleur générale, un teint plombé, accompagné de bouffissure, et quelquefois d'une grande maigreur et d'une atonie générale, etc. Elle se rencontre dans beaucoup de maladies chroniques, et vient souvent de l'intempérance, et surtout de l'abus des purgatifs violens.

On peut généralement l'attribuer à un vice des humeurs, avec d'autant plus de raison, que la cachexie est indubitablement l'effet du virus dartreux, vénérien, scorbutique, scrophuleux, etc., arrivé à la plus haute période de malignité.

gens de lettres y sont très-sujets, ainsi que les militaires dans les camps. Les maladies longues et aiguës peuvent lui donner naissance.

Le scorbut peut être divisé en chaud et en froid, mais il n'y a de différence que dans l'idio-sincrasie du sujet. On l'appelle chaud dans les jeunes gens ou quand le tempérament est bilieux; froid, quand il se rencontre chez une personne âgée ou mélancolique. Quoique la maladie soit la même en apparence, les rafraîchissans conviennent aux uns et non aux autres ; cela prouve que la prescription du Régénérateur dépend, comme je l'ai dit page 28 de mes Considérations, du tempérament de la personne qui en est affectée.

Les signes du scorbut sont tellement nombreux que je n'entreprendrai pas d'en faire l'énumération, mais je n'en citerai pas moins quelques-uns de ceux que l'on rencontre le plus communément, tels que gonflement des gencives quelquefois saignantes, rouges ou livides, souvent ulcérées, accident qui rend la bouche extrêmement sensible, au point que le malade éprouve de la gène dans la mastication; une salive infectée qui coule souvent avec abondance par l'érosion de la bouche ; vacilement des dents, douleurs de tête, visage souvent boufi, assoupissement par intervalle, insommie, lassitudes dans les jambes, taches livides ou cuivreuses sur quelques parties du corps, quelquefois sur toute sa surface, etc.

Les signes ou accidens qui dénotent encore la présence de ce vice et qui ne sont que plus fâcheux, sont la corruption à la bouche, qui est susceptible de se communiquer aux poumons; la syncope, la poitrine resserrée, des douleurs au sternum (poitrine), les palpitations, les flatuosités (émission de gaz de l'estomac), gonflement de l'estomac et du ventre après avoir mangé; le cours de ventre putride et quelquefois dyssentérique, agrave l'état des scorbutiques, leurs sueurs est d'une odeur forte, douleurs vagues aux extrémités, plus fortes la nuit : dans ce cas elles ont beaucoup d'analogie avec celles vénériennes ; quelques auteurs ont nommé ces douleurs vagues scorbutiques, qui peuvent être prises pour celles rhumatismales.

Cette cachexie donne naissance assez fréquemment à l'érysipèle, à de rebelles ulcères aux jambes, qui rendent de la sanie et produisent des chairs baveuses.

Le sang des scorbutiques est livide et noirâtre, les taches qu'il fait au linge sont très-difficiles à retirer.

Ces signes et beaucoup d'autres, qui font reconnaître les symptômes appartenant au vice scorbutique, diffèrent peu de ceux de la siphilis. Les médecins les plus aptes sont quelquefois très-embarrassés pour savoir à laquelle de ces deux maladies tiennent ces accidens. Le moyen de s'en assurer est l'inspection de la bouche, dont l'affection est différente ; celle scorbutique attaque les dents et les gencives, celle siphilitique attaque les amygdales, là luette et la voûte palatine.

Le scorbut qui appartient à une cause récente, guérit facilement ; il n'en est pas de même lorsqu'il est compliqué avec le vice vénérien ou autre ; il est encore plus rebelle quand il vient de l'hérédité.

Sans vouloir faire l'énumération des remèdes proposés contre les symptômes extrêmement multipliés de cette affection, je citerai ceux employés le plus communément et que tout le monde connaît. Le cresson, le cochléaria et autres anti-scorbutiques qui, à juste titre, méritent ce nom, quoiqu'ils ne répondent pas toujours aux succès qu'on a droit d'en attendre.

Comme il est beaucoup de tempéramens qui ne peuvent en supporter l'usage, on a journellement recours à d'autres remèdes qui, suivant mon opinion, ne doivent agir que comme palliatifs. Ce sont les tempérans, les délayans, les nitreux en cas d'hémorrhagie, la fumeterre, la bardane, les chicorassés et les amers. On prescrit encore les végétaux acides, comme sucs de limon et autres qui, sur mer, sont pris comme préservatifs. On employe aussi les diaphorétiques contre les douleurs et les exanthèmes scorbutiques. Les légers purgatifs sont prescrits assez avantageusement ; on a quelquefois employé les bourgeons ou de jeunes sommités de sapin. Les eaux minérales froides sont fréquemment mises en usage, ainsi que le quinquina, qui exige beaucoup de prudence dans son administration.

Le mercure est encore souvent prescrit. Quelques médecins prétendent avoir guéri le scorbut par le secours de ce minéral, très-pernicieux en ce qu'il peut se porter à la bouche et donner aux accidens une tournure bien plus fâcheuse. Je préférerais à cette méthode celle qu'ont quelques praticiens, qui est de s'en tenir au régime et boire beaucoup d'eau.

Les remèdes externes se bornent à des gargarismes détersifs et anti-scorbutiques, ordinairement acidulés.

On sentira que le Régénérateur, essentiellement dépuratif, mérite la préférence sur tous
ces moyens thérapeutiques qui, la plupart du
temps, n'agissent que comme palliatifs, et ne
peuvent, du moins plusieurs d'entr'eux, que
fatiguer et surcharger l'estomac.

Des Glaires.

L'intérieur de la bouche, du nez, de l'organe de la respiration, de l'æsophage, de l'estomac, en un mot de tout le canal intestinal et
de la vessie, ainsi que celui de la matrice, est
tapissé d'une membrane que l'on nomme muqueuse, qui n'est que la continuation de la peau,
avec laquelle elle a la plus grande analogie par
son organisation. Cette membrane est parsemée
d'une grande quantité de petites glandes qui
sont un des grands émonctoires de l'économie
animale. Elle est en outre douée d'une sensibilité qui est en raison inverse de celle de la
peau, et l'exaltation morbifique dont cette
membrane est susceptible, donne fréquemment
lieu à la sécrétion abondante d'une humeur que
l'on a nommé *glaires, pituites, mucosités;*

cette humeur est blanche ou vitrée, gluante, visqueuse et sans odeur, à peu près semblable au blanc d'œuf non cuit.

L'irritation ou la phlegmasie diffère de noms, il est suivant la membrane enflammée. On la nomme coriza (rhume de cerveau), quand c'est la membrane pituitaire qui est affectée; catarrhe, asthme, pulmonie, etc., etc., quand c'est celle qui tapisse les voies aériennes; embarras gastrique chronique, etc., quand c'est de l'estomac que viennent les glaires; diarrhée, dyssenterie, catarrhe vésical, quand c'est la membrane muqueuse des intestins et de la vessie qui est leur siége : les glaires qui viennent de la vessie sont communes aux deux sexes, particulièrement aux femmes.

Je ne parlerai ici que des glaires qui viennent de la gorge et de l'œsophage. Beaucoup de personnes, surtout celles lymphatiques, les faibles, les femmes et les enfans ont ces parties du conduit digestif habituellement surchargées de matières muqueuses qui s'y amassent la nuit et sont rejetées le matin, soit par l'expectoration, soit par le vomissement; les glaires peuvent être expulsées sans entraîner les alimens avec elles. Par son séjour dans l'estomac, cette pituite ou

humeur glaireuse , filandreuse , cause un sentiment pénible de froid et de pesanteur , accompagné d'une toux légère , sèche ou grasse , le
teint est pâle , les yeux larmoyans , la langue
blanchâtre ; il y a peu d'appétit , dégoût , rapports fades ou aigres ; l'estomac est comme
serré et douloureux ; la digestion difficile ; le
pouls lent , mou ; le moindre exercice fatigue et
cause de l'abattement, etc.

D'après ce que je viens de dire sur l'i-
dentité de nature et sur la sympathie ou les
rapports qui existent entre la peau et les
membranes muqueuses , le diagnostic des
glaires devra être facile. On ne peut donc méconnaître que leur formation ne tienne à un vice
ou au moins à une diathèse herpétique, qui,
si elle se dirigeait vers le système cutané ,
produirait une véritable éruption dartreuse.
C'est indiquer le traitement par le Régénérateur.

---

*Du Retour d'âge ou Temps critique des
femmes.*

Quelques personnes seront peut-être éton-
nées de voir cet article dans cet opuscule ,

destiné spécialement aux dartres et aux maladies dartreuses ; mais aucun médecin , même le moins humoriste, ne partagera cet étonnement, persuadé qu'il est que la plupart des symptômes qu'entraîne la suppression des menstrues, tiennent souvent à l'influence du virus herpétique sur les organes génitaux. Aussi, le médecin un peu instruit, appelé pour ce cas à donner ses soins, n'oublie-t-il jamais de s'informer si la malade n'aurait pas eu quelque maladie dartreuse.

Qui pourrait douter que le prurit insupportable qui se fait sentir à la vulve (parties sexuelles) ne soit causé par la fixation de l'humeur dartreuse sur cette partie. Cette humeur ne borne pas là ses ravages, elle influe tellement sur la nature des règles, que le sang menstruel, chez une femme dartreuse, est acrimonieux, quelquefois épais et noir, ou mélangé avec une humeur qui a une odeur fétide.

Dans un ou plusieurs de ces cas, cet écoulement périodique a toujours des qualités malfaisantes, aussi les femmes sont-elles moins sujettes aux dartres que les hommes, ce qui prouve l'analogie qu'il y a entre l'humeur dartreuse et les fleurs blanches.

J'ai donné mes soins à une femme qui avait

été, pendant huit ans, assujétie à une quantité considérable de fleurs blanches, qui disparurent à la suite d'une forte maladie, après laquelle il lui survint une dartre sur une épaule, preuve évidente que cette blennorrhée avait pour principe l'humeur dartreuse, contre laquelle le *Régénérateur* a agit avec tout le succès qu'on peut désirer.

Des Douleurs.

J'ai pensé qu'un article sur les douleurs ne serait pas déplacé, attendu qu'en général elles dépendent des maladies chroniques.

La douleur est toujours le résultat d'une sensation fâcheuse sur une partie vivante, qui se porte au cerveau ; sa dénomination vient de l'espèce d'impression que l'on ressent.

Personne n'ignore que les oreilles, les dents, les reins, les intestins, etc., sont sujets à une douleur aiguë. Celle aux poumons, au foie, à la rate et aux viscères, est moins vive qu'aux parties charnues et membraneuses ; cette douleur se rencontre ordinairement dans le scorbut, le rhumatisme, la cachexie, etc.

La différence de sentiment que produit la

douleur se distingue par la pesanteur, la chaleur, le prurit, la pulsation, etc.

La douleur *gravative* se porte plus particulièrement à la tête, aux viscères du bas ventre et aux reins. Celle *pongitive* se fait sentir sur les parties membraneuses, qui semblent être percées par une pointe, d'autant plus que ces parties ont plus de tension. La douleur *rongeante* est l'indice d'ulcères aux poumons, à la matrice, aux reins et même aux intestins. La *brûlante* est celle que cause l'érysipèle, le charbon et autres. Celle que l'on nomme *sourde*, occupe communément la région précordiale, soit de la poitrine, soit du bas ventre ; les engourdissemens, les crampes, les inquiétudes nocturnes se font particulièrement sentir aux extrémités, plus communément à celles inférieures.

Toutes ces différences viennent de la structure de la partie et de la cause irritante.

Quel que soit le siège de la douleur, elle est ordinairement le symptôme de quelque maladie aiguë ou chronique. Si celle de la première est continue, soit à la poitrine, soit au bas ventre, on a à redouter l'engorgement ou l'inflammation de ces viscères.

On ne doit pas perdre de vue que les dou-

leurs, qui sont les trop fidèles compagnes des infirmités habituelles, appartiennent très-souvent
à quatre principales maladies, qui sont le rhumatisme, le scorbut, la siphilis et la goutte ;
cependant elles peuvent aussi venir des passions
de l'ame, des affections convulsives, d'une
transpiration arrêtée et de beaucoup d'autres
circonstances.

Le jugement sur le siége de certaines maladies est très-difficile à déterminer, et leur cause
souvent impénétrable.

La douleur vague à l'intérieur est quelquefois un signe précurseur d'une évacuation
ou d'éruption, crise qui ne peut être que salu-
taire. Celle intermittente a moins de malignité que la continue ; celle qui change de
place est aussi moins à craindre ; le siége de
la douleur n'est pas toujours celui du mal.
Par exemple, certaine douleur à la tête, appartient souvent au mauvais état de l'estomac ;
les obstructions à l'abdomen excitent un sentiment de douleur à la poitrine ; les affections
des intestins éloignés de l'anus occasionnent
souvent des épreintes, etc.

Le traitement des douleurs, lorsqu'on veut
en attaquer la cause, présente beaucoup de difficultés ; mais il est rare qu'on emploie autre

chose que les palliatifs, espérant que le temps et la nature feront le reste. Les remèdes les plus en usage sont, les relâchans, les calmans, les adoucissans, les humectans et même les narcotiques ; ceux-ci ne conviennent guère plus aux inflammations qu'aux engorgemens, encore moins à la goutte, non plus qu'au rhumatisme.

Les révulsifs, dont la tâche est de détourner les humeurs, sont dans bien des cas d'un secours très - puissant, tels sont les ventouses sèches, les vésicatoires et les sangsues ; le moxa est aussi, dans certains cas, très-avantageux.

Mais tous ces moyens ne sont, comme je l'ai déjà observé, que de simples palliatifs. Pour éviter le retour périodique de ces accidens, il suffit, pour beaucoup d'entr'eux, de recourir au *Régénérateur du Sang*, appelé à combattre toutes humeurs morbifiques, qui troublent, si on n'y porte un prompt secours, cette admirable harmonie qui régit notre individu.

De l'Erysipèle.

L'érysipèle est une inflammation qui s'étend superficiellement sur le tissu cutané (la peau).

Il y en a de plusieurs espèces; le plus commun cause d'abord des frissons et la fièvre; son inflammation ne paraît ordinairement que quelques jours après le type (fièvre). Le tissu de la peau est d'un rouge très-vif; on y ressent fréquemment une douleur vive et une chaleur brûlante; l'éruption est pustuleuse ou phlyctenoïde.

L'érysipèle augmente d'une manière très-sensible, et change quelquefois de place; sa durée, quand il n'y a pas complication, est de huit à dix jours, après lesquels la peau devient écailleuse; son siége habituel est le visage ou les jambes.

Il en est un à qui on a donné le nom d'*érysipèle pustuleux*, qui se développe en forme de demi-ceinture, que quelques auteurs ont nommé zoster; son siége est l'*abdomen* ou une de ses trois régions, quelquefois la poitrine.

La fièvre dans l'érysipèle ordinaire est de peu de durée; il n'en est pas de même dans ceux accompagnés de malignité. Cette éruption est souvent un accident de la fièvre putride ou pestilentielle; dans ce cas il paraît peu de jours après le type. Les pustules ou phlyctènes diminuent le mauvais caractère de la fièvre; la durée de cette éruption est plus longue que

celle de l'érysipèle ordinaire et se termine quelquefois par la suppuration.

Je ne parlerai pas de certaines fluxions éry-
sipélateuses peu malignes, qui disparaissent le
deuxième ou le troisième jour.

On voit certain érysipèle qui embrasse toute
la surface du corps ; on y remarque des pustules
semblables à celles prurigineuses, qui se con-
vertissent en forme écailleuse, dont la chûte
des pellicules laisse une rougeur qui dure plus
ou moins long-temps.

Il y a une éruption érysipélateuse que l'on
pourrait nommer *boutonneuse* ; celle-ci attaque
plus particulièrement les enfans et se montre
par des pustules qui diffèrent peu de celles de la
rougeole, avec laquelle on peut la confondre.
Quelques anciens auteurs la regardaient comme
une espèce de petite vérole.

Les personnes sanguines et bilieuses sont les
plus sujettes aux érysipèles. L'exercice immo-
dérée, l'abus du vin et des liqueurs, les veilles,
les passions violentes, etc., sont autant de
causes prédisposantes des érysipèles, qui attaquent plus communément les scorbutiques,
circonstance qui prolonge de beaucoup leur
durée, et, ce qui est encore plus fâcheux, ce
sont les ulcères aux jambes, quelquefois re-

belles, qui succèdent à l'éruption, principalement dans un âge avancé.

La malignité de l'érysipèle au visage ou à
la tête, dépend de la bouffissure plus ou moins
considérable; celui qui se porte sur les parties
glanduleuses et surtout sur les seins, est plus
fâcheux.

La répercussion de ces éruptions, surtout de
celles qui attaquent la tête, peut faire naître de
funestes accidens.

Les moyens employés journellement dans
l'érysipèle varient selon leur espèce ; mais en
général ils sont: les saignées , les délayans, les
tempérans, les adoucissans et les émulsions,
tels que le petit-lait, l'eau de laitue, le bouillon
de poulet, les boissons émulsionnées et autres ;
les diaphorétiques sont très-avantageux lorsque
la répercussion de l'érysipèle est à craindre.

Ceux employés à l'extérieur sont, l'eau de
fleur de sureau, dans laquelle on ajoute de l'eau-
de-vie, celle de guimauve, de pavot, etc., rarement la décoction de sauge.

C'est à tort que beaucoup de gens ont
communément recours aux graisses et aux
huiles, qui ne peuvent que causer la répercussion, toujours dangereuse.

On peut prévenir le retour de l'érysipèle,

par de légers purgatifs, par l'application des
sangsues, par les apéritifs, etc., mais ce qui
est mieux, comme étant le plus sûr, c'est l'u-
sage du *Régénérateur* qui, pris par deux
cuillerées le soir en se couchant pendant les
mois de mars et avril, ou septembre et octobre,
ne peut que revivifier le sang et la lymphe.

Douleurs d'oreilles.

L'oreille est comme on le sait, l'organe de
l'ouïe; elle se forme d'une continuation de cavités, où les sons vont frapper le nerf auditif
qui tapisse la cavité la plus éloignée. Elle se
divise en trois parties; l'oreille externe, formée
du pavillon et du conduit auditif; celle du milieu est la cavité du tympan avec ce qui en
dépend. L'oreille interne se compose de l'en-
semble des cavités ou labyrinthe.

La douleur d'oreille dépend ordinairement de
l'inflammation des parties internes, d'où il résulte
souvent une suppuration qui est l'indice d'un ul-
cère très-difficile à cicatriser : c'est un égoût qui,
d'ailleurs, lorsqu'il est ancien, serait dangereux
de tarir, attendu qu'il pourrait en résulter une
affection comateuse (assoupissement) et autres

accidens. Le pus peut venir du cerveau, par la carie du rocher qui lui livre passage ; on peut le soupçonner ainsi, par la douleur céphalalgique qui a précédé l'écoulement de cette humeur.

Il est, sinon impossible, du moins très-difficile, dans certains cas, de découvrir la cause de la surdité, qui est toujours, ainsi que cela a été reconnu, l'effet de désordres dans l'organe de l'ouïe, comme l'absence de quelques osselets, l'épanchement d'eau, de pus, de sang, ou enfin l'obstruction du conduit auditif, accident produit par le desséchement du cérumen (humeur) qui forme une espèce de calcul, qu'on peut quelquefois apercevoir ou sentir, et beaucoup d'autres causes qui sont impénétrables.

La surdité de naissance doit être regardée comme incurable, attendu qu'elle vient d'un vice de conformation dans l'organe de l'ouïe. Celle chez les personnes âgées, laisse peu d'espoir, en ce qu'elle dépend ordinairement de la paralysie ou du défaut de nutrition des nerfs. La perte de l'ouïe par la maladie siphilitique, ne permet guère plus d'en espérer la guérison ; cependant on peut l'obtenir par un traitement méthodique.

Le bourdonnement ou le sifflement qui ressemble à celui d'un torrent et qui tient assez communément à une cause spasmodique, résiste rarement à l'usage du *Régénérateur*. Il agit aussi efficacement dans la surdité entretenue par l'atonie ou par trop de tension des parties molles de l'oreille ; celle-ci peut être reconnue par les effets que produit le changement de l'atmosphère sur une de ces causes : dans l'un de ces cas, c'est-à-dire, dans l'atonie, on entend mieux lorsque le temps est sec, tandis que celui humide est favorable à l'autre. Pour la première de ces deux causes de surdité, qui est celle de l'atonie, on emploie assez souvent, avec succès, la vapeur de décoction de sauge, d'absynthe et autres plantes toniques, que l'on conduit en adaptant un entonnoir sur le vase qui contient l'infusion ; on peut encore faire usage d'ambre gris ou de musc, introduit dans l'oreille par le secours d'un peu de coton.

Pour la surdité qui tient à la tension de la membrane, on a recours aux fumigations émolientes ou relâchantes, telles que la décoction de guimauve, celle de bouillon-blanc, de fleur de sureau, de lait, etc. ; on a aussi recours aux injections huileuses et à celles émolientes.

Attendu que les causes qui donnent naissance

à la surdité, sont toujours la preuve de l'existence, sinon d'un vice, au moins d'une dépravation dans les fluides essentiels à la vie, et que tous ces moyens ne pouvant offrir qu'un mieux momentané, je ne doute pas que l'on sente la nécessité de recourir à un remède propre à rétablir l'équilibre des humeurs.

Après avoir donné, dans cette troisième édition, une connaissance exacte des ravages que cause le vice herpétique, je crois devoir maintenant parler de choses relatives au régime, et propres à conserver la santé.

De la Transpiration, souvent confondue avec la Sueur.

La transpiration prolongée provoque la sortie d'une humeur aqueuse, saline et active.

La suppression de la transpiration dispose les humeurs à une mauvaise qualité, qui fait naître beaucoup de maladies souvent graves.

La transpiration diminue au fur et à mesure que l'on vieillit. Cette diminution, lorsqu'elle est forte, fait éclore les infirmités qui affligent la plupart des personnes âgées ; les plus communes sont la toux, les douleurs de reins, les fluxions, la difficulté d'uriner, la faiblesse de la vue, les engourdissemens, l'apoplexie, etc. Toutes ces infirmités et beaucoup d'autres, ont pour cause cette diminution de la transpiration qui s'opère pendant le froid, qui fait refluer la matière exhalante à l'intérieur. L'inaction rend le corps lourd et malaise, tandis que le mouvement force la circulation des humeurs et sépare les âcres qui, en partie, se dissipent par la perspiration (1), en donnant aux muscles et aux ligamens l'élasticité propre à se débarrasser des matières pernicieuses.

La transpiration est plus abondante trois heures après le repas que quand il finit. L'usage immodéré de l'eau pure, cause la rétention de cette matière exhalante, d'où résulte une fermentation dans les humeurs. Quelle que soit la cause de la fermentation, elle se développe communément aux approches du printemps et de l'automne.

---

(1) Perspiration (transpiration insensible) qui a lieu sans interruption par la peau ou à la superficie des membranes; elle devient sueur quand elle abonde sur toute la surface du corps, de telle sorte qu'elle se forme en goutte d'eau.

Le corps est plus souple en été qu'en hiver. Pendant les flux périodiques et les jours où l'on se purge, la transpiration diminue par son transport à l'intérieur ; aussi la peau est-elle plus sèche tant que le ventre est relâché.

On doit faire une différence de la sueur avec la transpiration. Celle-ci donne une vapeur presqu'invisible, qu'on évalue en hiver de 40 à 50 onces toutes les vingt-quatre heures.

Dans la saison chaude, la moindre fraîcheur supprime la transpiration et dispose les humeurs à de mauvaises qualités. Tel est l'opinion des Desault, des Sydenham, des Hypocrate, des Galien, etc.

Tous ces grands hommes que beaucoup de médecins consultent, et avec raison, démontrent d'une manière évidente les funestes effets de la transpiration supprimée, et tout l'avantage que procure cette évacuation, *pourvu* qu'elle ne soit pas trop abondante. Le raisonnement de ces hommes, faits pour inspirer la plus grande confiance, fortifie mon opinion, qui est celle de beaucoup d'autres, sur les mauvais effets qui résultent d'une sueur abondante non naturelle, telle que celle que provoquent les bains de vapeurs qui, non-seu-

lement sont loin de convenir à certains tempéramens , ne peuvent agir pour beaucoup de
symptômes, que comme palliatifs ou auxiliaires. C'est dans ce dernier cas que je les
prescris avant ou pendant l'usage du *Régénérateur*.

L'exercice, comme je viens de le dire, est
un moyen sûr pour entretenir une constante et
douce transpiration dans l'économie animale;
il contribue fortement à une circulation exacte
de tous les fluides. Cet exercice doit être pro-
portionné à la force physique de chaque sujet.
Il ne faut point perdre de vue, qu'une transpiration douce et continue entraîne avec elle
une matière aqueuse, saline, etc., tandis que
celle abondante prive en partie le sang de son
véhicule, d'où résulte l'épaississement de ce
fluide, qui fait naître des accidens plus fâcheux
que ceux pour lesquels on a eu recours aux
sueurs abondantes, telles que celles que donnent les bains de vapeurs ou les boissons dont
les principes augmentent la chaleur de notre
corps.

D'après mon opinion, les bains de vapeurs
pris en grande quantité ne peuvent qu'être
contraires. La chasse, le jeu de paume et tout
autre exercice violent doit toujours être ré-

glé selon son âge. L'exercice le plus avantageux
au corps, est la promenade à pied, à cheval ou
en voiture.

De l'Air.

L'air est un fluide élastique, transparent,
qui compose l'atmosphère : on en compte
quatre principaux, le vif, le chaud, l'humide
et le malsain. Il contient une certaine quantité
d'eau et diverses émanations.

Cet élément, composé de gaz azote, oxi-
gène et acide carbonique, duquel dépend en
général la santé, fait naître les maladies quand
il est chargé de miasmes contagieux. L'air est
non-seulement nécessaire à la vie pour la respiration, mais il peut encore beaucoup sur
la santé, par ses différens degrés de froid,
de chaleur, de sécheresse et d'humidité. Sa
pesanteur rend notre corps sensible aux chan-
gemens atmosphériques.

Un air chargé d'émanations formées par une
nombreuse réunion de personnes, ou par un
lieu malsain, est une des causes essentielles
de quantité de maladies.

L'air que l'on respire à la campagne diffère

beaucoup de celui de la ville. Dans la première les digestions sont moins laborieuses et l'appétit bien meilleur.

Quand les différentes qualités de l'air manquent de proportion, ou qu'elles ne sont point en harmonie avec les saisons, nous en sommes ordinairement plus ou moins indisposés, et souvent elles causent des maladies qui sont toujours relatives au tempérament. Ces différences dans les qualités de l'air influent tellement sur notre constitution, que les personnes attaquées de la poitrine ne peuvent supporter un air vif, tandis qu'il est favorable à celles qui ne le sont pas.

De l'Eau.

L'eau, élément transparent, inodore, insipide, sans couleur, se condensant au froid et s'évaporant par la chaleur, est l'agent universel de la nutrition et de la vivification des corps; sa qualité dépend des terres qu'elle traverse.

L'eau qui mérite la préférence est celle qui est légère, claire, ayant peu de terre et rien de métallique.

Les vers qui s'engendrent dans le corps humain naissent le plus souvent de l'eau qui en fournit les œufs. La chaleur et la douce humidité des intestins des enfans, sont plus propres à les y faire éclore que celles des personnes d'un certain âge, à cause de l'âcreté de leurs humeurs.

Des Vins.

Le vin est la boisson commune dans beaucoup de pays. Les excès qu'en fait le bas peuple se renouvellent communément, quoiqu'il ne boive que des vins grossiers et abondans en acide tartareux. Ces excès, toujours pernicieux, se rencontrent rarement chez les personnes aisées qui, d'ailleurs, ne boivent que des vins de bonne qualité.

Les vins de Champagne non mousseux et ceux de Bourgogne, ont des qualités préférables à celles de beaucoup d'autres. On peut cependant faire usage des vins faits dans le pays que l'on habite, en choisissant les plus légers et les moins violens.

Dans les pays où ils ont le plus de force, l'usage doit en être modéré, et on doit les tremper davantage. Ces précautions doivent faire pressentir les mauvais effets que peuvent produire les vins de liqueurs, surtout pendant l'usage du

Régénérateur. La quantité de vin que chaque personne peut boire journellement ne peut être déterminée, attendu la différence des tempéramens et des climats ; mais en général, ceux qui habitent les pays chauds doivent en user plus modérément que ceux des pays froids. Les personnes âgées doivent en consommer plus que les jeunes gens ; celles qui ont un travail de cabinet doivent aussi être plus sobres que celles qui prennent beaucoup d'exercice.

Des Végétaux.

Le composé des végétaux est racines, tiges, feuilles et organes fructifians. Il en est dont la tige est tendre et de consistance appropriée à celle des feuilles qu'on nomme *herbes*. Cette espèce en général périt toutes les années, ou vit trois ans au plus.

Les végétaux qui ont la tige ligneuse sont les arbres, les arbrisseaux et les arbustes : tous ont plus ou moins de principes immédiats.

Les plantes se reproduisent par graines, par bourgeons ou par boutures. Il en est que l'on nomme cryptogames, dont la reproduction est pour nous un problème.

Ces substances sont plus avantageuses à l'homme , que ne lui sont celles animales , attendu qu'elles l'alimentent en partie, et qu'elles lui fournissent un nombre prodigieux de médicamens. Leurs principes sont moins lourds et moins rapprochés que ceux des minéraux ; c'est pour cette dernière raison que les substances végétales , sont plus dissolubles que ne peuvent être les minéraux. Le principe animal est plus léger et se corrompt plus aisément que celui végétal, qui tient le milieu entre celui minéral et animal. Beaucoup de végétaux alimenteux sont, comme je l'ai dit , plus sains pour certains tempéramens, que ceux fournis par le règne animal.

Les viandes contribuent beaucoup à la corruption. Ceux qui vivent d'alimens farineux et d'herbes potagères , sont plus forts et vivent plus long-temps que ceux qui consomment beaucoup de viandes. Les habitans des campagnes nous en fournissent des preuves irrécusables.

Les plantes potagères dont l'usage peut être conseillé sont , la chicorée blanche, le cresson, le cerfeuil, le poireau, la laitue, la poirée, l'épinard, le salsifis, la scorsonère, le

panais, l'asperge, la carote, la carde, le pourpier, l'aubergine et autres de même qualité.
Celles contraires sont, dans bien des cas,
l'oignon, la pimprenelle, le chou, le céleri,
le pois sec, la fève, le haricot, la lentille et
l'artichaut : l'oseille ne peut convenir à tous
les tempéramens, non plus que le melon, qui
est très-froid.

Les fruits sont raffraîchissans et laxatifs, et
conviennent en général, pourvu qu'ils soient
mûrs et de bonne qualité. Les meilleurs sont
la fraise, le raisin, la figue, la cerise douce,
la poire, la pomme de rainette, la pêche, la
mûre, etc.

Des Animaux.

Les animaux qui nous fournissent, non-
seulement des alimens, mais encore un grand
nombre de médicamens, sont plus sujets à la
corruption que les végétaux; leurs principes
sont plus actifs; ceux des carnivores le sont
encore plus. Toutes substances liquides animales mises sur le feu, s'élèvent comme fait le
lait, par la présence du principe hûileux.

Les principes des animaux varient suivant
leur espèce et leur âge; les jeunes ont les chairs

plus tendres, elles se digèrent plus aisément,
et se corrompent moins vîte que celles que
nous fournissent les vieux animaux : aussi le
poulet est-il d'une plus facile digestion que la
poule.

Les chairs des animaux carnivores sont un
aliment plus malsain que celles de ceux qui
vivent de végétaux, aussi la caille est-elle plus
saine que la bécasse, qui ne vit que d'animaux.
Les viandes noires sont moins saines que les
blanches : celles de veau rafraîchissent, agissent comme calmans ; elles sont, pour quelques
personnes, d'une très-difficile digestion ; le
mouton au contraire échauffe, aussi est-il to-
nique et se digère mieux ; comme le veau il
convient aux uns et non aux autres.

Les chairs du même animal diffèrent de
propriétés, par exemple, celles des extrémités
donnent une espèce de gelée, que l'on ne retire pas du poumon.

Les alimens varient dans leurs qualités suivant le degré de cuisson, ainsi qu'on va le voir.
Un œuf cru est laxatif et rafraîchissant, celui
cuit, pour être mangé à la mouillette, est
nourrissant et de facile digestion ; s'il est cuit
dur, il resserre et échauffe. Tout le monde

est à même de savoir cela et peu de personnes
y font attention.

Du Lait.

Le lait est un liquide opaque essentiellement
composé de beurre, de mucilage, de matière
caséeuse et d'une sucrée. Le beurre surnage
par le secours de la matière mucilagineuse,
aussi peut-il être regardé comme une émul-
sion. Cet aliment renferme de l'eau et très-peu
d'acide acétique.

On fait plus communément usage du lait de
vache, de brebis, de chèvre et d'ânesse. On
les emploie comme alimens et comme médicamens ; dans ce dernier cas, celui de brebis
l'est moins que les autres.

D'après les expériences chimiques, le lait
de vache et de brebis contient une certaine
quantité de beurre; celui de brebis n'a pas une
consistance aussi solide que celui de vache.

Le lait de chèvre est plus compacte que
n'est celui de vache ; sa saveur et son odeur
lui sont particulières ; il a moins de beurre que
les deux premiers.

Le lait d'ânesse est le moins épais; sa saveur

est plus douce, étant plus chargé de matière sucrée que ne le sont les autres ; il a beaucoup d'analogie avec celui de femme.

Le lait adoucit insensiblement l'âcreté des humeurs ; mais il est contraire aux pituiteux, à ceux qui ont beaucoup d'embonpoint, aux personnes vaporeuses, aux mélancoliques, et à celles qui ont le bas-ventre obstrué. Il ne convient point aux épileptiques, non plus qu'à ceux qui sont sujets aux étourdissemens ; il est pernicieux aux fiévreux, excepté le cas de la pulmonie.

J'ai dit peu, mais assez, sur le choix qu'on doit faire des alimens, pour se conserver dans l'état de santé ; mais trop peu pour le régime convenable à l'usage du *Régénérateur*. J'y ai suppléé par le régime qu'on doit généralement suivre, qui se trouve à la fin de cet ouvrage.

Des Minéraux.

On est d'accord que les métaux sont composés de soufre et de vif-argent ; le soufre est une graisse endurcie par la chaleur céleste ; il est soufre vif, quand il n'a pas passé par le feu : celui-ci est préférable à celui qui est cuit industrieusement; sa substance est terreuse et inflammable ; sa propriété est détersive; son odeur est forte et désagréable. Le vif-argent est l'assemblage d'une eau visqueuse et d'une terre blanche très-pure.

Je ne parlerai pas des métaux connus, qui sont l'or, l'argent, le fer, le cuivre, l'étain, le plomb, etc.

Les minéraux, dont la qualité en général est d'être plus ou moins active ou corrosive, sont la base d'un grand nombre de remèdes; mais la plupart d'entr'eux exige beaucoup de prudence dans leurs prescriptions.

L'antimoine, substance minérale, qui est employé sous différentes formes dans un grand nombre de maladies, ne peut être regardé comme un anti-herpétique.

Parmi la quantité prodigieuse de sels qui entrent dans les préparations pharmaceutiques, aucun d'eux, non plus que l'antimoine, n'a de propriété réelle contre ce virus; il en est cependant qui peuvent, dans certaines maladies dartreuses, être prescrits, je ne dirai pas comme curatifs, n'en ayant pas la faculté, mais comme palliatifs.

L'expérience nous a souvent démontré que

ces différentes substances minérales n'offraient qu'une chance bien au-dessous des accidens que beaucoup d'entr'eux produisent, malgré toutes les modifications apportées à leurs principes.

Je manquerais de bonne-foi, si je niais les bons effets qu'on retire de beaucoup de substances minérales, communément prescrites dans un grand nombre de maladies, où elles sont journellement employées ; mais on conviendra que la plupart du temps elles ne le sont que comme auxiliaires. C'est pour cela que les plantes ont et auront toujours, dans toutes circonstances, la préférence sur toutes les préparations dans lesquelles il entre des substances minérales.

S'il est des praticiens qui, sans suites fâcheuses, aient retiré des substances minérales, les avantages que j'ai obtenus des principes extraits des végétaux qui composent le Régénérateur dans le traitement des maladies dartreuses, l'humanité leur fait un devoir de se hâter à en faire part à la société, afin d'agrandir le domaine de la médecine, d'augmenter les secours à porter aux personnes affectées de dartres ou de maladies entretenues par le principe dartreux, et pour que les personnes souffrantes ne soient pas toujours réduites à une espérance frivole.

Si, contre mon attente, il se trouvait quelques contradicteurs, soit par préjugé, soit par un motif quelconque, qui veuillent nier les faits avancés dans cet opuscule, je m'oblige à leur donner toute satisfaction, persuadé qu'elle ne pourra que les porter à faire des réflexions, et fortifier l'intérêt qu'ils portent à l'humanité souffrante.

J'ai annoncé que mes dires sur l'efficacité du Régénérateur seraient appuyés de six lettres extraites de ma correspondance ; j'y joins des extraits de plusieurs autres étant propres à justifier mes assertions.

Avant de les rapporter, je dois faire connaître les symptômes pour lesquels on a eu recours à ce puissant dépuratif.

Monsieur D.... D...., ancien capitaine, actuellement magistrat à..... (Moselle), avait depuis long-temps, au bras gauche, une dartre de l'espèce crustacée, d'à peu près cinq pouces de diamètre, que je jugeais appartenir à une cause héréditaire, pour laquelle il a pris, à diverses reprises, quarante bouteilles de mon spécifique, qui l'ont débarrassé, non—seule-

ment de l'éruption, mais du vice herpétique,
ainsi qu'il me l'a annoncé par la lettre qu'il m'a
fait l'honneur de m'écrire, en date du 4 novembre 1817, dans les termes qui suivent :

« Je suis totalement débarrassé des affections herpétiques, je n'en ai plus la moindre
marque, grâces à votre divin sirop. Ma reconnaissance à ce sujet est sans bornes ; veuillez
n'en pas douter. »

Du même.

16 août 1820.

« Vous ne sauriez croire, mon cher docteur, combien j'ai eu de plaisir à vous revoir
à mon dernier voyage à Paris, et à vous ex-
primer de vive-voix toute l'obligation que je
vous dois, pour le rétablissement de ma santé
qui faisait mon désespoir. Je pense souvent
qu'il est bien malheureux que vous n'êtes pas
connu de toutes les personnes affligées de maladies de peau. Je me rendrais coupable envers
la société, si je négligeais de vous faire connaître. »

Du même.

20 mai 1820.

« Comme il vient de se manifester sur une
partie du corps de mon fils, âgé de sept ans,
une éruption dartreuse qui embrasse toute une

jambe, depuis le genou jusqu'au pied, je m'empresse de recourir à votre sirop. Veuillez m'en envoyer la quantité que vous jugerez convenable , avec le régime à observer. »

Du même.

11 octobre 1821.

« C'est encore moi qui viens vous demander du sirop pour mon fils. Il va mieux, mais la cure s'achève lentement, et beaucoup de personnes perdraient courage ; moi-même, si je ne connaissais toute la vertu de votre spécifique. Veuillez m'en envoyer encore deux bouteilles ; alors qu'elles seront vides , je pourrai , j'aime à m'en flatter , vous donner de meilleures nouvelles. Plus le mal est tenace, plus il faut l'être aussi à employer votre remède, et je sais , par expérience , que le mal succombera. »

Du même.

29 mai 1822.

« J'ai dû m'absenter pendant trois jours, et revenu chez moi ce matin , bien impatient, j'ai eu la satisfaction de trouver mon fils dans un état satisfaisant. Sa jambe se cicatrise partout, et n'a plus, pour ainsi dire, que quelques croûtes qui paraissent disposées à se détacher. Je me flatte que nous aurons enfin anéanti le démon qui le rongeait, et suis bien aise de vous devoir encore ce miracle. Recevez l'expression de toute ma joie, de celle de ma femme, du petit bonhomme lui-même, et en même temps celle de notre vive reconnaissance, etc. »

Du même.

28 octobre 1822.

« Après une absence de cinq à six semaines, je suis de retour chez moi depuis quelques jours. Vous serez bien aise de recevoir des nouvelles de la santé de mon petit bonhomme, et je suis certain que vous l'avez désiré bien souvent : sachez donc, mon cher docteur, que sa jambe est totalement guérie ; que, pendant mon absence, elle ne lui a plus occasionné de démangeaison, et qu'enfin il s'en sert comme un bienheureux. J'en éprouve une satisfaction indicible, et je vous en exprime de nouveau toute ma reconnaissance, etc., etc. »

Lettre de Monsieur Ab.... V......, avoué, à........ (Nièvre).

Du 12 mai 1822.

« Monsieur,

» J'ai lu votre *Traité* (2ᵉ édition) avec

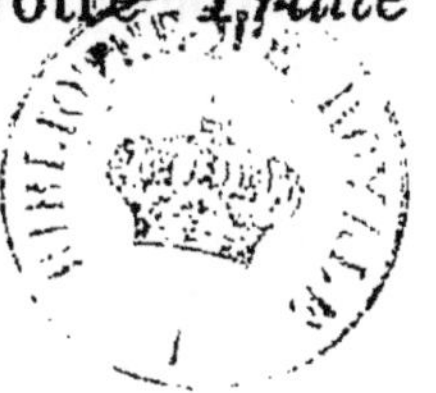

attention, et je suis convaincu que votre sirop doit être excellent; mais comme je pense que la façon de le préparer est très-importante pour les résultats que doit en attendre la personne qui en fait usage, je crois donc n'avoir rien de mieux à faire que de vous prier de m'en adresser; mais auparavant je dois vous faire connaître le vice dont je suis attaqué, et quelle en peut être la cause.

» J'ai, depuis environ trois ans, sur le haut du nez et sur la pommette d'une joue, une dartre que je crois crustacée, car il s'en détache de petites peaux blanches très-minces; le milieu est ordinairement d'une teinte brune et un peu raboteuse. Elle ne me fait point souffrir, mais j'éprouve de temps à autre des démangeaisons; les contours de cette dartre sont assez rouges : c'est au total un hôte fort incommode et d'un assez vilain aspect.

» Jamais je n'ai eu le mal véné...., ni aucune maladie de ce genre; j'ai toujours tenu (et je m'en flatte) une conduite exempte de reproches; ce n'est donc point à une cause de ce genre qu'il faut attribuer ce vice dartreux; il n'est pas non plus héréditaire, puisqu'aucun de mes parens n'en est atteint. Mais cette dartre s'est développée au-dessous de l'œil gauche

et de la largeur d'une pièce de 5o centimes.
Cinq à six mois après une jaunisse considérable, dont j'ai été atteint il y a quelques années,
et qui m'a tenu plus de deux mois, j'ai pris
beaucoup de purifians, de bains sulfureux;
rien ne l'a fait passer; elle s'est seulement
éteinte dans le courant de l'été, et a reparu au
printemps suivant, sur le nez, où elle se trouve
fort bien, à ce qu'il paraît, puisque je ne puis
l'en déloger. J'ai encore pris l'année dernière,
force tisane de douce-amère, de sirop de *Cui-
sinier*, enfin, pendant tout l'été et une partie
de l'hiver dernier, une infusion de fumeterre;
j'ai recommencé à prendre cette tisane depuis
quinze jours; et convaincu que je ne serai pas
plus avancé cette année avec un tel remède, je
m'abandonne à vos lumières, pour me débarrasser, s'il se peut, de mon ennemi. Je suis âgé
de trente ans, et les symptômes ont paru à peu
près à vingt-deux ans. J'ai l'honneur, etc. »

Après avoir consommé quatorze bouteilles
du Régénérateur, prises à quatre cuillerées
chaque jour, et un léger purgatif de vingt en
vingt jours, voici ce que ce Monsieur me fit
l'honneur de m'écrire :

. . . . le 19 août 1822.

« Monsieur,

» Je suis à ma quatorzième bouteille de sirop, et je vois avec plaisir qu'il a produit un résultat satisfaisant : en effet, ma dartre est à peu près éteinte et n'est presque plus visible ; néanmoins, comme il ne faut pas rester en aussi bon chemin, veuillez m'en envoyer la quantité que vous jugerez convenable pour me conduire à guérison, etc., etc. »

En août 1822, M. le vicomte de T......., officier supérieur en activité, résidant au château de . . . . (Marne), vint me consulter pour un squirrhe qu'il avait, depuis dix-huit mois, entre le gland et le prépuce, et pour lequel il avait été traité à Saint-Omer pendant quatre mois, et à Paris, à la maison de santé de M. Dubois, où il était encore lorsqu'il m'honora de sa première visite.

Il se plaignait aussi de douleurs ostéocopes (douleurs dans les os), et aux articulations, d'un tintement d'oreilles, de lassitudes, et avait le genre nerveux très-irritable.

Pendant les dix-huit mois, M. le vicomte de T....... a eu deux fois, à une distance assez éloignée, un écoulement par le canal de l'urètre : ne s'étant point exposé et ne sachant à quoi l'attribuer, il voulut avoir une consultation de trois médecins ; leur opinion fut que cette humeur n'appartenait point à un vice siphilitique. Je la partageai fortement et lui conseillai l'usage de mon dépuratif sans aucune addition mercurielle , persuadé que ces symptômes avaient pour cause le virus dartreux, opinion qui fut justifiée par l'apparition d'une éruption dartreuse qui survint sur toute la partie désignée plus haut, au fur et à mesure que la fonte du squirrhe s'opérait. Cette fonte, qui occasionna l'éruption, fit naître encore des douleurs lancinantes à la tête, et une ophthalmie.

Contre mon avis, M...... n'a pris que vingt-deux bouteilles du Régénérateur, qui lui ont rendu la santé, qu'il croyait ne plus devoir espérer. Je dis contre mon avis, car il eût été prudent, après tant de ravages causés par l'humeur herpétique, d'en prendre trente bouteilles, comme nous en étions convenus. Il eût suivi mon conseil, si l'amour de la gloire et l'envie de partager les fatigues et dangers de ses camarades, dans la dernière campagne de la péninsule, ne l'eussent emporté sur mes observations.

Lettre de Monsieur le vicomte de T......

. . . . du 17 septembre 1822.

« Monsieur,

» Plus je vais, plus je trouve votre sirop merveilleux pour moi. Je l'ai pris avec la plus grande confiance, et je ne crois pas avoir lieu de m'en repentir. Le soir, veille de mon départ de Paris, je m'abstins de prendre la dose ordinaire ; je n'en pris pas le jour de mon voyage, ni le matin de mon arrivée, mais bien le soir, ne m'étant pas trouvé échauffé comme je devais le croire ; je continue à prendre la quantité voulue par le régime que vous m'avez prescrit, et j'en suis à la quatrième bouteille. Les douleurs ostéocopes existent toujours, mais semblent avoir changé de nature. Ce sont actuellement de très-fortes inquiétudes nerveuses.

» J'ai l'honneur, etc., etc. »

Du même.

. , ... du 13 janvier 1823.

« Monsieur,

» J'étais absent lors de l'arrivée de votre dernière lettre, je me dispose à retourner à mon corps, car me voilà en pleine santé. J'aurai l'honneur de vous voir à Paris. Le froid me fait cependant encore peur, parce que mon œil me gêne encore un peu. Plus je songe à la position d'où vous m'avez tiré, plus je suis saisi d'admiration pour votre spécifique. Je pouvais à peine m'asseoir et remuer une chaise : aujourd'hui je cours, vais à la chasse et suis un tout autre homme. Malgré mon état de maigreur, je me porte cependant à merveille. Je suis une preuve bien évidente de la vertu de votre dépuratif, il n'y a pas de doute que si j'eusse été traité par les moyens connus, le *mercure*, je serais peut-être estropié, et pas guéri. M. Dubois tremblait pour ma guérison ; les médecins qui m'ont traité cet été sont bien étonnés, je leur ai écrit, etc., etc. »

*Copie d'une consultation de Monsieur.....,
magistrat dans le département de la
Vendée, victime, comme on va le voir,
d'un moment d'égarement.*

. . . . le 18 septembre 1822.

« Monsieur,

» Le hasard m'ayant tout récemment procuré de prendre connaissance de votre traité
(deuxième édition), et me trouvant, par suite
d'une malheureuse imprudence, dans une situation susceptible d'avoir recours au remède
ou spécifique que vous conseillez de prendre
en pareil cas pour obtenir une parfaite guérison, je ne veux néanmoins en faire usage
qu'après vous avoir soumis toutes les conséquences de cette situation ; pourquoi je
m'adresse directement à vous, monsieur,
avec toute la confiance d'un homme qui attend les plus heureux succès d'un tel spécifique, et dans la persuasion, surtout, que
l'ordonnant vous-même, et me le faisant expédier par votre pharmacien, qui est dans

l'usage de le confectionner sous vos yeux,
il ne manquera pas de produire son efficacité.

» Je vous dirai donc, monsieur, qu'ayant
en commerce, il y a plusieurs années, avec
une femme que j'avais lieu de croire nette
de vice siphilitique, j'en reçus, au contraire,
une gonorrhée qui, sans être virulente, me
cause néanmoins de grands chagrins et de
vives inquiétudes, surtout par rapport à mon
épouse, à qui j'eus la douleur de la communiquer, sans me douter aucunement que je
dusse en être atteint. Ce qui mit le comble
à mon infortune, c'est qu'ayant subi un traitement long et pénible que nous ordonna un
vieux chirurgien, qui probablement n'y en-
tendait rien, nous nous trouvâmes au bout
de six semaines aussi avancés que si nous
n'eussions rien entrepris, et obligés de nous
adresser ensuite à un autre qui nous gorgea
d'une foule de pilules mercurielles, dont
nous ressentîmes au bout de quelque temps
les plus funestes accidens ; nous n'eûmes rien
de mieux à faire que d'en rester là, et de
supporter notre mal en patience plutôt que
de continuer un traitement de cette nature, et
qui nous paraissait si dangereux.

» Désespéré de m'être si mal adressé, je pris alors le parti de consulter un médecin très-renommé à Nantes, qui me conseilla de nous mettre à l'usage des sudorifiques, et de prendre à cet effet, chez son pharmacien, les quantités de bouteilles de sirop et de paquets de salsepareille qu'il détermina, en recommandant surtout de suivre exactement le régime approprié à ces remèdes, afin de ne pas manquer notre but.

» Nous n'eûmes donc rien de plus pressé que de nous soumettre à ce troisième traitement, qui de ma part n'éprouva aucune difficulté, tant j'avais à cœur de les surmonter et de réussir à me guérir comme il faut. Mon épouse, au contraire, ne s'y détermina qu'avec une extrême répugnance, et dans la persuasion qu'avec la fatalité attachée à notre destinée, nous n'y réussirions pas plus qu'auparavant. En effet, soit que cette idée eut trop d'empire sur elle, ou que, ainsi qu'elle me l'assurait, ce sirop tout pur et très-épais ne convînt point à son estomac, puisque fort souvent elle le renversait peu de temps après l'avoir pris, il n'est que trop certain, que n'ayant pu suivre son traitement aussi régulièrement que moi, que sa guérison a dû rester imparfaite, et que quelque résolution

que j'aie pu prendre pour ne pas m'exposer
à en acquérir la triste certitude, je n'ai pas
moins fini par y succomber, et à me trouver ;
sinon dans le même état qu'autrefois, mais avec
un certain écoulement qui cesse par fois et qui
ne reprend que lorsque je bois du vin pur, du
café , de la liqueur , etc., sans cependant
éprouver de douleurs à la ...., comme je
l'éprouvais jadis en urinant ; en revanche je
souffre presque continuellement, et principalement lorsque je marche ou que je monte à
cheval, des douleurs et lassitudes aux extrémités supérieures et inférieures, de même que
dans le dos et la partie des reins, quelquefois à
la tête et encore plus à l'estomac, surtout après
le repas et le matin quand je me lève, tantôt
dans un endroit, tantôt dans un autre ; de sorte
que je ne suis réellement bien à l'aise que lorsque je suis étendu dans le lit. Mon épouse, au
contraire, ne paraît souffrir nulle part, ou du
moins ne veut pas en convenir, son écoulement
par la vulve est continuel, d'une couleur jaunâtre, quelquefois rougeâtre, et plus abondant
que chez moi ; ses règles, quoiqu'à l'âge de
48 ans , reviennent tous les mois, et plus fortes
que jamais, durant cinq à six jours consécutifs,
ce qui a presque toujours eu lieu excepté dans

ses grossesses ; d'un tempérament naturelle-
ment sanguin et d'une complexion très-délicate ;
sujette depuis 1813, par suite de couches que
lui causa une vomique, dont elle ne réchappa
que par miracle, à des douleurs de poitrine
très-fatigantes, contre lesquelles depuis cette
époque, on lui conseillait de se faire faire un
cautère au bras pour s'en préserver ; ce n'est
que du mois de mars dernier que plus menacée
que jamais d'y succomber, elle se détermina
enfin à se le faire appliquer, aussi en éprouve-
t-elle les effets qui lui étaient promis, et peut-
être même de ne ressentir aucune incommodité
du virus que j'endure si péniblement ; en ne
pouvant concevoir mon entêtement de vouloir
entreprendre un nouveau traitement, qui ne me
sera pas plus avantageux, dit-elle, que les pré-
cédens. Voulant vivre désormais avec son ennemi, plutôt que de suivre mon exemple, elle
m'a formellement déclaré, malgré mes ins-
tances, que je ferais comme je l'entendrais,
mais que pour elle, son parti était pris de suivre
sa résolution, afin d'éviter les nombreuses contrariétés du passé. Habitué à lui entendre tenir
ce langage en pareil cas et d'obtenir ensuite ce
que je désire, je n'ai point persisté à vaincre
une telle opposition, vu l'espoir que j'ai d'y

réussir plus tard, si comme je le présume et que vous l'affirmez dans votre traité, votre spécifique est aussi simple qu'efficace, et qu'on peut le prendre facilement et sans aucune répugance. Il ne me reste plus qu'à vous dire que je suis âgé de 46 ans, d'un tempérament sanguin, complexion forte que rien ne dérange, et que je suis parfaitement décidé à faire l'emploi de ce remède. Veuillez, je vous prie, m'en faire expédier, etc., etc. »

La consommation de 15 bouteilles, sans addition mercurielle (malgré le besoin qu'il croyait en avoir), attendu que la maladie n'avait plus pour cause le vice siphilitique, dégénéré en celui herpétique, et la présence d'une quantité prodigieuse de mercure, dont l'un et l'autre avaient été gorgés dans les trois traitemens qu'ils avaient subis ; la consommation de 15 bouteilles, dis-je, a suffit pour rendre la santé à ce respectable magistrat, trop cruellement puni pour une faute à laquelle le cœur n'avait eu aucune part.

Lettre du même.

Le 23 avril 1823.

Si j'ai tant tardé, Monsieur, à vous informer du résultat de mon traitement avec votre spécifique, c'est que de moment à autre j'avais l'espoir que mon épouse se déciderait à en faire le même usage : et en effet, convaincue, par mon exemple, qu'un pareil traitement ne peut qu'être favorable à la santé, j'ai la double satisfaction de vous annoncer que la mienne est dans une situation très-satisfaisante, et que, jalouse d'en obtenir une semblable, elle veut bien se soumettre à entreprendre tout ce qui est prescrit en pareil cas ; en conséquence, je vous prie de m'envoyer la même quantité de bouteilles, etc.

» J'ai l'honneur, etc.

Première observation sur une Chlorose (pâles couleurs.)

La demoiselle de M^r....., marchand de vins à Paris, âgée de seize ans et demi, n'étant pas encore réglée, était depuis vingt mois dans un état de langueur qui faisait craindre à ses parens qu'elle n'eût le même sort de ses frère et sœur, morts de la pulmonie, l'un âgé de vingt-sept ans et l'autre âgée de vingt-un.

Cette crainte était augmentée par la perte de

plusieurs membres de la famille de la mère, morts poitrinaires.

Il s'était déclaré sur la jeune personne qui fait le sujet de cette observation, alors âgée de onze ans, une dartre sur le bras gauche. Elle eut les soins du médecin de la famille, qui prescrivit une tisane amère, le sirop anti-scor-butique, les bains, etc. Cette éruption résista à tous les moyens prescrits et employés pendant quatre mois, et disparut cinq mois après ce traitement, par l'usage, pendant trois semaines, d'une pommade dont on avait fait un grand éloge au père.

L'enfant en apparence a jouit d'une assez bonne santé jusqu'à treize ans et demi, où elle eut de nouveau une dartre qui se fixa sur la main gauche. Les parens eurent encore re-cours au même topique, auquel elle a résisté pendant près de trois mois, quoique moins étendue que la première ; désespérés de la résistance de cette dartre, ils virent un médecin qui parvint à faire disparaître l'éruption par l'emploi de remèdes tant internes qu'externes.

Depuis ce moment la jeune personne est tombée dans un état de langueur et de souf-frances continuelles, que l'on pouvait, et avec raison, attribuer à la répercussion de l'humeur dartreuse et à l'âge, par rapport à l'éruption menstruelle, que l'on était autorisé à croire être peu éloignée.

Elle me fut amenée le vingt février 1822. Je vis en cette demoiselle, quoique seulement âgée de seize ans et demi, une personne qui paraissait en avoir plus de vingt. Son teint était pâle, la figure bouffie, elle se plaignait de fortes douleurs de tête et à l'abdomen; celle-ci appartenait sans doute à l'utérus (matrice); le moindre mouvement interceptait la respiration; elle avait souvent des défaillances; le ventre peu élevé ; les hypochondres étaient tellement tendus qu'on ne pouvait méconnaître leur engorgement; elle était toujours triste et avait souvent des envies de vomir : c'était, enfin, une vraie cachexie.

Ces renseignemens, quoique bons, ne me suffisant pas, je voulus en avoir sur les parens. J'appris de madame, mère de la jeune personne, que son mari avait eu une dartre vive pendant dix-neuf ans, et que depuis sa disparition qui datait de sept, il était atteint d'un asthme qui le tourmentait beaucoup; c'est alors que je sus que leurs deux aînés était morts poitrinaires.

Suffisamment instruit et sûr de l'efficacité de mon dépuratif, je m'empressai de rétablir le calme dans l'esprit de la mère et de la fille, non moins effrayée que la première ; je prescrivis l'usage du *Régénérateur*, qui, le soir même, fut commencé par deux cuillerées prises d'abord dans un verre d'une infusion d'armoise ; après en avoir pris deux cuillerées pendant huit jours, le neuvième, elle en prit quatre cuillerées ; le dixième deux ; le onzième quatre et ainsi de suite pendant trente jours, après lesquels je fis prendre quatre cuillerées chaque jour en deux doses.

Après la consommation de huit bouteilles, auxquelles je joignis quelques légères purgations, des bains entiers, etc., il se déclara une éruption dartreuse, de l'espèce pustuleuse, qui embrassait la région ombilicale, les aînes et la vulve. Dès-lors les symptômes dont j'ai parlé, et qui étaient déjà bien affaiblis, disparurent en grande partie et presque subitement. Afin d'augmenter ou au moins d'entretenir cette éruption, que je regardais avec raison comme une crise très-heureuse, j'essayais à lui faire prendre dans la journée, une troisième dose de deux cuillerées ; ne s'en trouvant pas échauffée elle continua ainsi jusqu'au vingt-trois juin, où les règles, pour la première fois, parurent d'une manière assez abondante.

Je fis alors discontinuer le spécifique et prescrivis beaucoup d'exercice, tant à pied qu'en voiture, dans l'intention d'augmenter et de prolonger l'écoulement, qui dura quatre jours.

La dartre existant encore, quoiqu'avec moins de malignité, la malade reprit son traitement le premier juillet, après huit jours d'interruption, mais seulement par trois cuillerées tous les jours, jusqu'au quinze septembre, un mois après la disparition de la dartre, par la destruction du principe dartreux.

Depuis la première éruption menstruelle, les règles ont été très-régulières et la jeune personne a pris l'embonpoint et la fraîcheur de son âge, à la grande satisfaction des père et mère, qui n'avaient plus que cet enfant.

En faisant cesser le traitement, j'engageai les parens à faire prendre à leur demoiselle, quatre bouteilles du *Régénérateur* aux approches du printemps ; elles furent prises, n'étant qu'une simple précaution, par deux cuillerées chaque jour.

Si quelque lecteur doutait de la véracité de ce fait, il pourrait s'en assurer auprès des parens qui, par reconnaissance et dans l'intérêt de l'humanité, veulent bien que je les fasse connaître.

Deuxième Observation sur une Eruption à la tête, à la suite d'une morsure de cheval à cette partie.

M......, officier en retraite, avait depuis quinze mois une dartre à la tête, à la partie du corps chevelu. Elle parut trois semaines après y avoir été mordu de son cheval, en lui mettant du foin au ratelier.

Avant cette morsure, il éprouvait périodiquement, me dit-il, une violente douleur de tête qu'il regardait comme une migraine qui, depuis l'apparition dartreuse, ne s'était plus fait sentir.

J'appris, après diverses questions de ma part, qu'il n'avait pas été toujours heureux avec le beau sexe ; qu'il avait eu une maladie siphilitique un an à peu près avant la dartre ; qu'il l'avait d'abord négligée et qu'il craignait en avoir été mal guéri.

5.

Persuadé que cette affection dartreuse ne pouvait appartenir à une cause héréditaire, puisque ses père et mère, non plus que ses frères et sœurs n'avaient jamais eu aucune maladie de ce genre, je restai convaincu que cette éruption dartreuse, qui fut précédée d'une violente douleur de tête qu'il nommait *migraine*, avait été déterminée à l'extérieur par la morsure de l'animal, et qu'elle se rattachait à la siphilis négligée et mal guérie.

Ensuite de la connaissance que j'avais de sa maladie et de son tempérament sanguin, je commençai par lui ordonner du bouillon au veau, dans lequel on ajoutait du cerfeuil et de la laitue ; il le prit pendant six jours, en même temps un bain de pieds de dix minutes à eau bien chaude, et deux cuillerées du *Régénérateur* le soir en se couchant, qu'il délaya dans un demi-verre d'eau.

Il continua l'usage seulement du dépuratif, par un jour deux cuillerées et un jour quatre alternativement, pendant un mois, après lequel il fut purgé deux fois, à un jour d'intervalle.

Pressé de sortir du traitement et ne se trouvant pas échauffé, je lui fis prendre mon spécifique par quatre cuillerées, deux matin et soir, délayées et prises dans un verre de tisane d'orge, chiendent et chicorée sauvage.

Il continua ainsi jusqu'à la consommation de quinze bouteilles, qui portèrent son traitement à cinq mois, pendant lesquels il a pris huit purgations, trente bains de pieds et six de corps à eau tiède.

Cette observation sur la guérison de cette dartre, provenant du vice siphilitique dégénéré en humeur dartreuse, prouve que le *Régénérateur* peut dans tous les cas, combattre et détruire sans addition mercurielle, toute espèce de dartres, même celles qui ont pour cause le virus siphilitique (vénérien).

Troisième Observation sur une Dartre à un sein ou mamelle.

Mademoiselle . . . . . ., âgée de dix-huit ans, fille d'un marchand quincaillier de la capitale, d'un tempérament lymphatique et nerveux, avait, depuis huit mois, au sein gauche, une dartre de l'espèce miliaire, du diamètre de deux pouces, qui entourait le mamelon (bout du sein).

Elle avait eu successivement les soins de deux médecins, qui lui avaient prescrit les bouillons rafraîchissans et tempérans, les tisanes amères, les bains de vapeurs et ceux d'eau de rivière ; les sangsues avaient été posées plusieurs fois ; elle avait pris beaucoup de pastilles souffrées ; du petit-lait avec le suc de cresson, de fumeterre et de bourache. Ces remèdes et quelques autres semblaient avoir, pendant quatre mois, débarrassé cette jeune personne ; mais, à la fin de février, la dartre reparut à la même place et avec plus de malignité.

Après avoir invité la mère, qui accompagnait sa fille, à entrer avec moi dans les détails propres à me faire connaître la cause et l'origine de la maladie pour laquelle elle venait me consulter, j'appris que la malade avait eu la gale dix mois avant l'éruption dartreuse, et qu'elle avait été guérie de cette gale en six jours, par l'emploi d'une pommade.

La disparition subite de cette affection m'ayant fait juger que la dartre ne pouvait provenir que de la rentrée de l'humeur psorique, attendu que le père, la mère et leurs autres enfans n'avaient jamais eu aucune apparence

de maladies cutanées, je conseillai l'usage
du *Régénérateur*. La jeune personne y con-
sentit avec empressement, ainsi que ses parens. Comme elle avait le tempérament nerveux, elle prit d'abord ce spécifique pendant
quinze jours, par deux cuillerées à bouche,
une le matin, l'autre le soir, et autant de sirop de
gomme arabique délayées dans un demi-verre
d'eau. Après ces quinze jours, la dose du soir
fut de deux cuillerées du *Régénérateur* au
lieu d'une, toujours avec celle de sirop de
gomme arabique.

Elle continua ainsi pendant cinq semaines ;
voyant qu'elle n'avait que peu et même point
d'irritation à la poitrine, quoiqu'elle eût ce
viscère très-irritable, je fis discontinuer le
sirop de gomme, et je portai là dose du *Régénérateur* à quatre cuillerées tous les jours,
deux matin et soir dans un verre d'eau de
guimauve (1).

Cette dose de quatre cuillerées a été con-
tinuée sans interruption, excepté celle qu'a

---

(1) Je recommandai de ne faire bouillir la racine
que pendant trois à quatre minutes, pour que la
boisson ne fût pas trop mucilagineuse.

nécessité le temps de l'écoulement menstruel, jusqu'à la consommation de seize bouteilles en six mois, pendant lesquels elle a été purgée de vingt en vingt jours, et a pris quinze bains à eau tiède.

Les parens de cette demoiselle, que j'ai eu occasion de voir souvent, ont toujours eu un nouveau plaisir à m'assurer que leur fille n'appercevait plus la moindre apparence de cette éruption.

Quatrième Observation sur la communication du vice Dartreux par la fécondation.

Madame ....., âgée de 47 ans, mère de quatre enfans de son premier époux, mariée en 1806, en secondes noces, à Monsieur ......, notaire près Paris, vint me consulter le 15 avril 1822, pour une dartre vive qu'elle avait à chaque jarret, dont l'une présentait un diamètre de quatre pouces à peu près, l'autre de deux pouces et demi, et qui donnaient presque continuellement une humeur âcre et d'une odeur fétide presqu'insupportable. Cette dartre, qui tourmentait si cruellement cette dame depuis neuf ans, avait paru six mois et demi après son mariage, et trois mois après avoir sevré le seul enfant qu'elle ait eu de son second mari.

Sur l'invitation que je fis à cette dame, de me dire tout ce qu'elle présumait avoir pu donner lieu à cette maladie et à sa malignité, j'appris que son premier mari était mort d'une fluxion de poitrine à l'âge de trente-deux ans ; qu'elle en avait eu quatre enfans, dont un était mort en nourrice des suites d'un mauvais lait, et que les trois autres étaient forts et bien portant ; qu'elle n'avait jamais eu aucune maladie cutanée, et que le lait ne l'avait jamais incommodé ; qu'à l'égard de son second mari, il avait une dartre à la partie supérieure et interne d'une cuisse, qui s'étendait, particulièrement en été, sur le scrotum (bourses) et au périnée, c'est-à-dire, entre l'anus et les bourses ; que l'enfant qu'elle en avait, âgé de 10 ans 3 mois, avait eu, six semaines après sa naissance et pendant deux mois, une inflammation aux yeux, d'où s'était écoulé une humeur visqueuse, que le médecin avait attribué, et avec raison, au vice dartreux du père, auquel l'enfant avait participé ; qu'à la disparition de cet écoulement l'enfant avait annoncé être souffrant, par des

pleurs continuels qui durèrent presque sans interruption jusqu'au moment où cette humeur
prit son cours par une des oreilles ; que par le
retour de cette humeur et de sa quailté , le médecin ordinaire avait senti la nécessité de lui
conseiller un traitement pendant qu'elle allaitait,
pour attaquer et détruire le vice herpétique
(dartreux), auquel elle avait dû nécessairement
prendre part ainsi que l'enfant ; que tous les
moyens les plus propres et les mieux ordonnés
par ce médecin expérimenté , avaient été prescrits dans ce traitement, qui eut seulement pour
l'enfant tout le succès qu'il avait lieu d'en attendre
pour tous les deux; je dis pour l'enfant, puisque
la mère a eu les premiers symptômes de cette
dartre trois mois après avoir sevré.

Cette dame m'apprit encore , que depuis
neuf ans divers médecins lui avaient fait
suivre plusieurs traitemens , dont deux par
le mercure , tant en frictions qu'en liqueur
et pillules mercurielles , substance qui en
faisait la base ; que tous ces moyens n'avaient
point arrêté les progrès, toujours croissans,
de cette dartre, et qu'enfin on n'avait fait
qu'aggraver sa fâcheuse position , puisqu'elle
éprouvait divers accidens (résultat de toutes
les drogues qu'elle avait prises), tels que

chaleur brûlante à l'estomac, irritation à la poitrine et de tout le système nerveux, palpitation de cœur presque continuelle, douleurs aux reins, à l'occiput (partie postérieure de la tête), etc.

Elle m'observa encore, par suite de mes questions continuées, que, jusque trois mois après avoir sevré, elle n'avait jamais eu aucune apparence d'éruption quelconque, malgré que la dartre que son mari avait, rendît assez souvent, et avec abondance, une humeur qui excoriait les parties saines sur lesquelles cette matière corrosive se portait, et m'ajouta que sa maladie ne pouvait venir que de l'enfant qu'elle avait eu six ans après son mariage, attendu que jusque-là elle avait joui, non-seulement d'une santé forte et robuste, mais encore d'une fraîcheur à laquelle les femmes, disait-elle, n'avaient plus droit de prétendre quand elles avaient eu quatre enfans.

La malignité de la dartre et les dires de cette dame étaient bien propres à fortifier mon opinion sur la non-contagion de l'éruption dartreuse, le cas de *la fécondation excepté*.

Cette dame a été neuf mois et quelques

jours à consommer vingt-cinq bouteilles de mon sirop anti-herpétique, par rapport à la grande sensibilité des nerfs qui, pendant les trois premiers mois du traitement, ne lui ont permis de prendre que de très-petites doses, qui furent, pour cette raison, continuées pendant l'écoulement menstruel; après ces trois premiers mois, quoiqu'elle n'eût pris que cinq bouteilles, la peau commençant à perdre cette forte tension, les cuissons étant beaucoup diminuées, le sommeil et l'appétit revenus, et l'irritation nerveuse moins grande, j'augmentai la dose de loin en loin, et progressivement jusqu'à quatre cuillerées. Cette dose, qui est ordinairement la plus forte, a été prise dans les deux derniers mois du traitement, sans que la malade eût éprouvé la moindre irritation de nerfs.

Je suis porté à croire que cette grande sensibilité de nerfs, qui inquiétait si fortement la malade, appartenait à l'humeur dartreuse et à la présence d'une grande quantité de mercure qu'elle avait pris.

Cette dame, que j'ai l'honneur de voir de temps à autre, par rapport à son époux, qui s'est mis depuis deux mois à l'usage du Régénérateur, jouit toujours, sans avoir repris

l'embonpoint qu'elle avait, d'une santé parfaite ; elle se plaît à me dire qu'elle me doit
le bonheur et qu'elle veut, par précaution,
que sa fille, auteur et innocente de ses douleurs passées, prenne ce dépuratif aux approches de la première éruption menstruelle.
J'avoue que je lui en ai fait sentir la nécessité.

*Cinquième observation sur une toux et
douleurs violentes à la poitrine.*

M. de G..., agé de trente-deux ans, employé dans un ministère, qui avait ouï parler
du *Régénérateur*, vint auprès de moi, le 6
mars 1823, pour me consulter sur une quinte
de toux, une douleur aiguë à la poitrine et sur
une expectoration abondante de crachats puriformes, surtout le matin.

Je l'invitai, ainsi que cela doit être, à me
dire ce qu'il croyait l'avoir mis dans cette
fâcheuse position. Il s'empressa de m'assurer
qu'il n'avait jamais eu de galanterie, mais
qu'il avait eu, étant garde d'honneur lors de la
campagne de 1813, une gale de l'espèce ca-

nine, qui d'abord avait été négligée, et qu'il
l'avait fait disparaître sans aucun secours interne, par une pommade dans laquelle il
entrait de la poudre à canon; que cinq semaines après cette répercussion, il lui était
survenu sur toute l'habitude du corps de gros
boutons durs et enflammés, qui causaient sur
tout le tissu cutané une chaleur brûlante;
que cette triste situation l'obligea d'entrer
dans un hôpital, d'où il fut forcé de sortir
sans être guéri, après y avoir reçu seulement
les premiers soins, qui calmèrent les accidens
sans avoir attaqué la cause; que malgré cela,
soit par les soins qu'il avait mis, autant que
possible, dans son régime, soit par l'exercice, soit enfin par la force de son tempérament, tout était disparu, jusqu'en 1814,
qu'il rentra en France; qu'alors il se déclara
une éruption dartreuse à la lèvre supérieure
et une autre, peu de temps après, sur l'avant-
bras droit; qu'en cet état, étant arrivé à
Paris, il fut consulter un médecin de l'hospice Saint-Louis, qui lui ordonna diverses
boissons et les bains sulfureux, qu'il prit
jusqu'au nombre de cinquante dans l'espace
de dix mois; que cette éruption n'étant presque plus rien, et fatigué de se droguer aussi

long-temps, il renonça au traitement jusqu'en mars 1819, où il lui survint une éruption de petits boutons rouges, qui entreprit tout le dos et les reins ; que se voyant dans cet état, il fit appeler le medecin, qui lui prescrivit d'abord les tempérans et le mit, quatre jours après ceux-ci, à la tisane sudorifique, qu'il but pendant quatre mois, par quatre grands verres tous les jours, deux le matin deux à trois heures avant de se lever, et deux autres le soir en se couchant ; cette tisane, me dit-il, m'a fait transpirer étonnemment, et a enlevé l'éruption au dos et la dartre qui était nichée sous le nez ; il pensait qu'au moyen de cette forte sueur il avait dû être débarrassé de l'humeur dartreuse, que la toux, la douleur à la poitrine et l'expectoration étaient l'indice, sinon d'une pulmonie, au moins d'une grande tendance à cette cruelle maladie, et que ces accidens s'étaient déclarés le lendemain du jour où il fut à l'école de natation.

Ma réponse à tout ce que je venais d'entendre fut qu'il n'avait au poumon ni tubercules, ni ulcérations ; que le vice dartreux, qui était une dégénérescence de celui psorique, n'avait pas été détruit, et que sa présence à l'intérieur était la cause de tous les accidens dont il venait de m'entretenir. Soyez, lui dis-je, sans inquiétude, votre maladie n'a pas autant de malignité que vous le croyez, si, comme je l'espère, vous suivez mes avis.

M. de G... me promit de s'en tenir à mes conseils, par la confiance qu'il avait en moi, sur les dires d'un de ses parens à qui j'avais donné mes soins, et par l'espoir de recouvrer la santé ou de terminer une vie qui lui était à charge.

J'eus l'honneur de lui observer qu'il n'avait à prendre pour tout remède que le *Régénérateur*, que je lui prescrivis d'abord par deux cuillerées à bouche chaque jour, mélangées et prises dans trois verres d'eau, dans lesquels on ajoutait deux gros de gomme arabique ; il en buvait un verre le matin, un autre à deux heures, et le troisième en se couchant.

Après trois semaines de traitement, la dose du *Régénérateur* fut portée à trois cuillerées, toujours prises dans l'eau gommeuse. M'apercevant que cette augmentation dans la dose, irritait un peu la poitrine, et sentant la nécessité de la continuer, je lui ordonnai de boire tous les jours, une pinte de petit-lait ou de bouillon au veau alternativement, en ajoutant à celui-ci une grosse carotte, ou deux petites, et de prendre, à un jour d'intervalle, deux lavemens composés de racine de guimauve et un pavot.

Il continua ces auxiliaires jusqu'à cessation de l'irritation, qui eut lieu après deux mois de traitement, pendant lesquels il prit cinq bouteilles de mon dépuratif, qui diminua d'une manière très-sensible la toux et la douleur à la poitrine, sans qu'il y eût pour cela la moindre diminution dans l'expectoration des crachats puriformes, ce qui me détermina à pousser la dose du *Régénérateur* jusqu'à quatre cuillerées tous les jours, en deux prises, chacune de deux cuillerées, une le matin deux heures avant de se lever, et l'autre le soir en se couchant, délayées dans un verre d'eau de gruau, dont il en but deux autres verrées dans la journée, avec du sirop de gomme arabique. Huit jours après l'avoir mis à quatre cuillerées, et m'apercevant que cette dose, qui est ordinairement la plus forte, ne causait ni échauffement, ni irritation, je lui prescrivis un minoratif (léger purgatif) qu'il prit de huit en huit jours.

L'usage du *Régénérateur* par quatre cuillerées tous les jours pendant un mois et le léger purgatif de huit en huit jours firent cesser en grande partie l'expectoration, et le peu de crachats que M. de G... expectorait, n'était plus qu'une matière muqueuse.

Il ne lui restait autre chose qui put l'inquiéter qu'une petite toux plus forte en se levant, qui appartenait, sans doute, à un léger embarras gastrique, qui cessa trois semaines avant la fin du traitement, lequel fût terminé dans le mois d'août, après avoir consommé quinze bouteilles du *Régénérateur*, qui a rendu à la société un homme estimable, dont elle ne peut attendre que d'éminens services.

Sixième observation sur une Ophthalmie.

Le 26 janvier 1823, je fus consulté par un blanchisseur, ancien militaire, âgé de 56 ans, demeurant à deux lieues de Paris; il avait, depuis près de deux ans, une ophthalmie séreuse, qui lui causait de très-vives douleurs, contre laquelle il avait employé un nombre infini de remèdes, les uns prescrits par plusieurs médecins qu'il avait consultés, d'autres, par des pharmaciens et par beaucoup de compères et commères, tels que les pilules de *Belostes*, les tisanes amères, celles de bois sudorifiques, le petit-lait, le jus d'herbes, des bains domestiques, bon nombre de collyres secs et liquides, les uns toniques, les autres émoliens ou répercussifs, etc. ; quelques-uns de ces derniers aggravaient le mal, les autres ne faisaient que calmer l'inflammation, encore n'était-ce que pendant une courte durée. Voyant que rien ne lui réussissait, il croyait n'avoir plus qu'à attendre la perte de la vue, ou au moins celle de l'œil gauche, qui était le plus affecté.

M'ayant fini l'histoire de ses douleurs, je l'engageai à me faire celle des accidens qui avaient pu donner naissance à cette ophthalmie, afin d'asseoir mon jugement sur la cause et la nature du principe de la maladie.

Il m'apprit qu'il avait été militaire pendant 12 ans ; qu'il avait fait la campagne en Egypte, où il avait beaucoup souffert ; qu'il avait eu la gale et deux fois la siphilis ; qu'il s'était marié en 1804 ; que son épouse avait eu quatre grossesses, dont la plus longue avait été de six mois; que, malgré tous les soins qu'elle avait eu pendant la gestation, elle n'avait pu amener un enfant à bien, et qu'elle était morte, en 1819, d'une obstruction au foie; et enfin, que lui-même, sans avoir jamais été alité, s'était continuellement trouvé dans un état plus ou moins souffrant; qu'il avait tantôt une colique, soit à l'estomac soit au ventre, tantôt des hémorroïdes, tantôt une douleur aux reins, tantôt une à la tête, ou enfin à une des extrémités supérieures ou inférieures, mais qu'en général il ne souffrait qu'à un seul endroit; que depuis qu'il avait mal aux yeux ces accidens ne se faisaient presque plus sentir, excepté quand il sortait de son régime ordinaire, ce qui lui arrivait très-rarement, sentant bien la nécessité de ne pas s'en écarter.

Satisfait de ces renseignemens, plus que suffisans pour me convaincre que l'ophthalmie avait pour cause principale le virus herpétique (dartreux), qui provenait de celui siphilitique et psorique dégénérés, dont la femme, à n'en pas douter, avait été victime par la fécondation, je m'engageai non-seulement à le débarrasser de cette ophthalmie, mais encore à rétablir l'harmonie générale dans ses humeurs, pourvu qu'il suivît exactement et ponctuellement mes conseils dans l'usage du *Régénérateur*, et aussi long-temps que je le croirais nécessaire.

Il me le promit avec toutes les démonstrations possibles, tant il avait la crainte de ne plus pouvoir veiller à ses intérêts ; nous convînmes qu'il ne commencerait l'usage du *Régénérateur* que le 1er mars suivant.

Son traitement commença en effet à cette époque , par deux cuillerées le premier jour , quatre le second, deux matin et soir, deux le troisième , et ainsi de suite pendant deux mois et demi, après lesquels je le lui prescrivis par quatre cuillerées chaque jour.

M'apercevant qu'il était de ces personnes sur lesquelles les remèdes agissent difficilement, je lui ordonnai de prendre chaque dose de deux cuillerées du *Régénérateur*, dans un verre de tisane faite avec la douce-amère, la bardane et la tige de fumeterre, et d'en boire deux ou trois verrées dans la journée. Il continua durant trois mois et demi la dose de quatre cuillerées tous les jours.

Il lui a fallu , pour arriver à l'état parfait de guérison, vingt-deux bouteilles de mon dépuratif, qui ont été prises en cinq mois et demi, pendant lesquels il a eu aux malléoles internes

(chevilles de pied) trois applications de douze sangsues chaque fois , et a pris beaucoup de bains de pied à eau très-chaude , et une purgation tous les dix jours.

Pour la localité, il employait la decoction de pavot et de fleur de sureau , dans laquelle il ajoutait une huitième partie d'eau-de-vie, dont il étuvait les yeux trois à quatre fois le jour.

---

*Consultation sur une Affection chronique de M.****, notaire à ***, département du....*

L......, le 20 décembre 1822.

M. C***, *notaire royal,*

A M. Dupont, *rue Saint-Honoré, Nº 129, à Paris.*

Monsieur,

M. L...., mon ami, élève en médecine, vous a visité de ma part, il y a environ un mois, pour vous entretenir de ma santé délabrée ; le bon témoignage qu'il m'a rendu de cet entretien, me fait une obligation de vous narrer moi-même

ma position et les causes qui ont pu l'occa-
sionner..

Il y a environ huit ans qu'une affection dartreuse se montra au nez ; on m'administra un
topique dont le soufre était la base ; on joignit
à ce remède du sirop de foie de soufre; le
moyen parut réussir, en faisant disparaître le
mal; mais dans l'été de 1819 il ne reparut que
mieux à la gorge; le régime végétal, les tisanes
et remèdes dépuratifs, les bains, pommade
soufrée, pilules de soufre sublimé, extrait de
fumeterre furent administrés splendidement, et
firent encore assoupir le mal jusqu'en 1820,
époque à laquelle il se montrait encore au nez :
cette fois j'allai à Paris, voir MM. Alibert et
Boyer, qui me donnèrent les prescriptions ci-
jointes (1).

J'exécutai celle de M. Alibert pendant long-

---

(1) *Consultation de* M. ALIBERT, *médecin à Paris*,
du 12 *Septembre* 1820.

Je vous conseille : 1° de baigner tous les jours le
nez et le visage dans une cuvette remplie d'eau sul-
fureuse de Barèges.

2° Servez-vous aussi, pour baigner de temps en
temps le nez et le visage, d'un mélange d'eau chaude
e de vinaigre de santé.

temps, elle me débarrassa de ce mal de nez ; je fis ouvrir le cautère conseillé par M. Boyer. Depuis je pris d'époque à autre, quelques bains

---

3° Prenez des bains sulfureux, quand vous en trouverez l'occasion.

4° Prenez par intervalle quelques bains simples.

5° Après le bain, on se couche une heure pour transpirer.

6° Le matin, vous prendrez à jeûn, et pendant trente jours, deux onces de suc de bourrache, de laitue et de cerfeuil, dans un verre de petit-lait.

7° Prenez tous les jours trois pastilles souffrées.

8° Observez un régime très-sobre.

Consultation de M. Boyer, *médecin à Paris.*

Pour combattre l'acrimonie dartreuse qui existe chez M....., je lui conseille :

1° Un cautère au bras.

2° De prendre tous les matins, à jeûn, vingt grains de pastilles de *kunkel.*

3° De boire dans la journée de la tisane suivante :

Faites bouillir dans quatre tasses d'eau, pendant dix minutes, une demi-once de racine de bardane coupée en petits morceaux, une demi-poignée de feuilles de scabieuse et deux gros de racine de réglisse, ratissée et effilée.

Ces remèdes seront continués pendant long-temps ; mais on les interrompra pendant dix jours chaque mois.

simples ; une sobriété modérée fut la base de ma vie. Cependant, lorsque je me donne un verre de vin , les glandes du col s'engorgent et me donnent des démangeaisons.

Agé de quarante-un ans, taille effacée, de cinq pieds..... pouces, visage....., depuis ma petite-vérole, arrivée à huit ans environ, tempérament faible et pituiteux, jamais de maladie vénérienne, mais une langueur occasionnée, je pense, par la m....., a failli me jeter au tombeau il y a dix-huit ans ; ne m'en ressentant plus, quoique marié depuis quatorze ans, et ayant occasionné la naissance de ..... enfans.

Ayant néanmoins eu la gale deux fois, en 1793 et 1800, mes parens m'ayant fait guérir ou blanchir au moyen de racine de salsepareille, beurre et sel convertis en pâte, et dont on me frottait vis-à-vis d'un feu ardent, opération précédée et suivie de tisanes rafraîchissantes, et traitement terminé par une purgation.

Infernal traitement, c'est à toi que j'attribue la maladie dont j'ai à me plaindre!!!

Attaqué de surdité à l'oreille gauche, provenue à la suite d'une douleur qui s'y est annoncée il y a environ vingt-trois ans, qui y a conservé un écoulement périodique de matière fétide, mais rare depuis l'ouverture du cautère.

Les yeux constamment pleins d'eau, toujours larmoyans, m'y faisant supposer le séjour d'une acrimonie.

Les autres fonctions s'exécutant à satisfaction, sauf les excrémens qui, étant durs, s'évacuent difficilement.

Voilà, Monsieur, le triste tableau que je soumets à vos lumières ; puisse-t-il vous toucher autant que j'ai besoin de ravitailler ma carcasse, pour le bien d'une nombreuse famille, de qui je me trouve le seul soutien !

La confiance que m'a inspiré la lecture de votre *Traité*, deuxième édition, annoncé par la voie d'un journal, les exemples que vous y donnez des guérisons que vous avez opérées, le besoin d'exister, rien enfin ne pouvait m'empêcher d'arriver jusqu'à vous , et de vous prier moi-même de répondre aux questions suivantes :

1°. Que pensez-vous de mon état? peut-on parvenir à l'améliorer ou à le guérir?

2°. Quelle quantité de sirop devrai-je prendre? combien de temps devrai-je suivre un trai-

tement? quel serait ce traitement? quand de-
vra-t-il commencer?

3°. Pourrai-je prendre, le soir seulement,
un peu de bière, ma boisson habituelle, man-
ger des légumes nouveaux, tels qu'asperges,
petits pois, etc.?

Si j'étais assez heureux pour obtenir un résultat favorable, soyez certain, Monsieur,
qu'outre ma reconnaissance éternelle, cette circonstance ne laisserait pas que de vous devenir
avantageuse dans cette contrée, mes relations
étendues étant à même de vous faire connaître
et vous recommander spécialement à ce trop
grand nombre de mes collègues d'infirmités.

Ayez la bonté de m'honorer d'une réponse
à votre prochain loisir, et de recevoir mes sa-
lutations respectueuses, etc., etc.

Par suite de ma réponse à cette consultation,
je reçus de ce Monsieur l'invitation de lui
faire expédier d'abord douze bouteilles de mon
dépuratif, sur trente ou quarante que nous
étions convenus qu'il prendrait; je les lui fis
expédier, et y joignis le mode de traitement
qu'il devait suivre : les auxiliaires furent pres-

crits suivant la marche de la maladie, le malade ayant eu soin de m'en tenir informé.

Trente bouteilles du *Régénérateur*, prises depuis le premier février 1823 jusqu'à la fin de septembre suivant, ont suffit, comme on va le voir par l'extrait de la lettre ci-après, pour lui faire recouvrer la santé, en rétablissant l'équilibre de ses humeurs, dans lesquelles il y avait une dépravation générale.

Extrait de la lettre de M. C....., du 23 septembre 1823.

« Je me nourris de l'espoir que le terrible mal ne reparaîtra plus, du moins avec autant d'intensité ; s'il en était autrement, je vous en informerais sans tarder.

» Veuillez recevoir mes remercîmens des bons conseils que vous avez bien voulu me donner ; si je pouvais vous être de quelqu'utilité dans ce pays, je me ferai un plaisir d'y répondre.

» J'ai l'honneur, etc. »

Du même, le 15 novembre 1823.

« Certainement je recevrai avec plaisir un exemplaire de la 3e édition de votre traité, non-seulement je le lirai, mais encore je m'empresserai de le communiquer et de le recommander aux personnes qui pourraient l'utiliser, etc. »

L'accueil que le public a bien voulu faire à ma deuxième édition me fait espérer que je pourrai lui présenter la quatrième dans le courant de janvier prochain, augmentée de quelques-unes des observations que je ferai cette année.

Régime à observer pendant l'usage du Régénérateur.

Les alimens qui, en général, conviennent, sont : le bœuf bouilli, le veau, le mouton et la volaille bouillis ou rotis, les ris et cervelle de veau peu épicés ; le poisson frit, préférablement celui d'eau douce ; la jeune perdrix rouge ou grise, la caille, la grive, la mauviette ; etc. ; la carde, la carotte, la chicorée blanche, le cresson, le cerfeuil, le pourpier, la scorsonère ou salsifi, l'épinard, l'asperge, la poirée ; les œufs frais à la mouillette. Tous potages, excepté ceux à la purée. Les fruits mûrs de bonne qualité.

Pour déjeûner, on peut prendre du café au lait, du lait avec du sucre ou avec du sirop de guimauve, d'orgeat, de capillaire ; pour boisson ordinaire, moitié eau moitié vin, ou mieux encore, un tiers de vin et deux tiers d'eau ; la bière est rarement malfaisante.

Les alimens contraires au dépuratif sont : les ragoûts, les mets épicés, la charcuterie, les légumes secs, tels que les haricots, len-

tilles, pois, fêves de marais et autres ; l'artichaut, le céleri, le chou et chou-fleur ; le
café à l'eau, les glaces, les liqueurs, etc.

Il convient d'éviter les vivacités, les veilles,
les plaisirs voluptueux, la danse, tous les
exercices violens, et en général tout ce qui
est susceptible d'échauffer ou de causer de
l'irritation.

NOMS DES VÉGÉTAUX

Qui fournissent les sucs composant

LE RÉGÉNÉRATEUR DU SANG.

Douce–amère.

Racine de bardane.

Id.   de patience sauvage.

Id.   d'aunée.

Tiges de saponaire.

Id. de fumeterre.

Id. de pensée sauvage.

Trèfle d'eau.

Fleur de houblon.

Feuille de chicorée sauvage.

En annonçant par les journaux que les bénéfices de cette troisième édition étaient destinés pour l'hospice des orphelins de Paris, beaucoup de personnes ont voulu prendre part à cet acte de bienfaisance; mais un grand nombre a exprimé la volonté de n'être pas porté sur la liste annoncée et qui suit :

M. Doslin-Dufresnet, juge-de-paix à Yurtz (Moselle).

M. Richard, trésorier de la Gendarmerie de Paris.

Mme Girardot, de Paris.

M. Marot,   *idem.*

M. le chevalier de Freymin, de Fontenille.

M. Touzain, de Paris.

M. Spohrer, du Petit-Andelys.

M. Meunier, de Paris.

M. le chevalier de Sourdon.

M. Gaguière, notaire à Fondeville.

M. Laymon, inspecteur des contributions indirectes.

M. Morée, propriétaire à Courcherry.

M. Lefevre, garde-magasin à Mâcon.

Mme Chaslines, à Crosne.

M. Joly , receveur à Gannat.

M. Maublanc , commissaire de la Marine à Bayonne.

M. Morland , greffier du tribunal , à Verdun.

M. Warquel , directeur des postes au Cateau.

Mme de Montfleury , à Vayées.

M. Lacroix , employé des postes.

M. Chaix , médecin à Cherbigny.

M. Ribiés , à Antibes.

M. Faure , à Barcelonnette.

M. Fontaine , pharmacien en chef à l'hospice militaire de Tolosa (Espagne).

M. Mondiel, officier d'état-major du train , à Madrid.

M. Robillard , de Paris.

M. Brosse , à Creche , près Mâcon.

M. Malet , à Boulogne.

M. Pascal , à Marseille.

M. le chevalier Lamotte , à Agen.

M. Mulotte , notaire à Sareunion.

M. Moquot , chirurgien de la marine à Cerbigny.

M. Ollivier, docteur-médecin à Roquebrune.

M. Degoy, à Nevers.

M. de Montessuy, à Paris.

M. Changarnier , officier au 60e de ligne , à Givet.

TABLE.